惊人的蔬菜汤

[日] 前田浩　[日] 古泽靖子 著
陈昕璐 译

天津出版传媒集团
天津科学技术出版社

作者序

癌症和传染病都与“活性氧”有关

我长年从事抗癌药的研究与开发工作。我原本是一名微生物学教授，病毒、细菌的感染机制是我的主要研究课题。在研究的过程中，我发现癌症的发生以及病毒感染都与“活性氧”有关。

活性氧是一种攻击性很强的毒性物质，它能损伤细胞甚至基因，破坏身体组织并使其丧失部分功能。当人体内的活性氧过量时，就会直接破坏人体的基因，引起细胞突变，从而引发癌症。

我是在感染了流感病毒的小白鼠身上发现传染病与活性氧的关系的。

在细菌学中，德国的细菌学家罗伯特·科赫提出过这样一个结论：“在患病的组织内部，一定存在引发这种疾病的病原体。”但是，感染了流感病毒的小白鼠在死亡的时候体内却完全没有病毒。经实验调查后我发现，小白鼠的真正死因并非流感病毒，而是活性氧。

当病毒入侵生物体内时，负责免疫（保护机体不受“外来者”侵害的功能）的白细胞就会通过产生活性氧来杀死病毒。小白鼠的体内产生了大量的活性氧，肺部组织也同时受到活性氧的攻击从而引发肺炎，最后小白鼠因患肺炎而死。

喝蔬菜汤是保护身体不受活性氧伤害的好方法

当思考什么东西能消除活性氧这种毒性物质时，我突然想到了植物。

在观察植物的时候，我被它们强大的自我保护能力震惊了。比如，植物在发芽的时候会特别小心，为了不被鸟或虫子吃掉、不受霜冻，它们会选择最安全的时机发芽。天气好的时候，它们从早到晚都沐浴着阳光，阳光中的紫外线是产生活性氧的源头。如果人类这么做，就有可能得皮肤癌，但植物却没事。“那为什么植物不会患癌呢？”我从这个最朴实的疑问出发，开始研究植物。在研究中我发现，植物自身能够产生大量可以消除活性氧的物质——抗氧化物质。植物用自己产生的抗氧化物质抑制了活性氧，从而可以一直被紫外线照射而不会患癌。

“植物化学物质”是抗氧化物质中最具代表性的功能性成分，也叫作“植化素”。植化素同时也是植物的颜色、香气和苦味的来源。“类黄酮”就是植化素家族的重要成员。

我们身边常见的蔬菜就含有丰富的植化素，比如番茄里的番茄红素、菠菜里的叶黄素、胡萝卜里的类胡萝卜素等。

植化素和维生素、矿物质等几种物质相互配合，能有效抑制活性氧的攻击。

为了高效地利用蔬菜里的抗氧化物质，烹饪方法非常重要。蔬菜细胞最外侧是一层名为“细胞壁”的坚韧结构，这种结构即使用牙咬几下也不会被破坏掉。但被加热煮沸后，牢固的细胞壁很轻易地就破裂了，许多有效成分就会溶进汤汁里。溶解进汤汁里的这些蔬菜成分才能被肠道更好地吸收。

我通过各种实验都证实了“喝蔬菜汤是消除人体内活性氧的有效方式”。

通过临床试验和实验证实！蔬菜汤可以有效预防癌症

1999年，我和一位美国朋友一起在西奈山伊坎医学院开展了一项临床试验，试验的内容是让癌症患者进食蔬菜汤。

试验对象是非小细胞肺癌的第3b阶段和第4阶段的患者。对象分成两组，一组是只用蔬菜汤进行治疗，另一组是用蔬菜汤和放射治疗两种方法治疗。我们在试验中观察到，患者体内部分向肺部和大脑转移的癌细胞消失了。虽然选取的病例数有限，但是只摄取蔬菜汤的一组比接受放射治疗的一组的生命质量（QOL）高出很多，寿命也得到了一定程度的延长（相关论文资料参见文末的参考文献）。

此外，蔬菜汤里富含的多糖（可溶性膳食纤维）也有增强人体免疫力的功效。

我做了一项实验，在小白鼠身上使用高温、高压条件下提取出的山白竹叶汁（提取液，以下简称为山白竹）。实验证实了植物里的多糖能激活消灭癌细胞的NK细胞和巨噬细胞，从而抑制小白鼠体内癌细胞的增殖。此外，我还发现在癌细胞转移之前就给小白鼠预防性地使用山白竹，比癌细胞扩散之后再使用的效果要更好。

总结来说，预防性地喝蔬菜汤，就更不容易患癌症，即使得了癌症之后再喝，也能抑制癌细胞进一步发展，延长寿命的机会就会大大增加。

我从以上这些研究中深切地感受到预防癌症的重要性，因此想通过本书告诉各位读者朋友，喝蔬菜汤有助于预防癌症。此外，活性氧还会引起动脉硬化、糖尿病、阿尔茨海默病等各种疾病，所以消除活性氧的蔬菜汤可以说是能预防百病的“救命汤”。

让身体获得活力的“食疗汤”

除了能够预防疾病，蔬菜汤还有“食疗汤”的功能，可以让患病或体弱的人恢复精力。

因为做手术或接受了某些治疗而丧失食欲，或上了年纪后进食能力衰退、胃口变差，这些都会导致体力下降，让整个人变得无精打采。蔬菜汤能给虚弱的身体和心灵带来抚慰。

用料理机把蔬菜汤打成浓汤，口感会更顺滑，也更方便食用，对肠胃没有负担，人们可以通过这种方式轻松补充营养。

我们虽然知道蔬菜汤对身体好，但如果制作的方法很复杂，就很难坚持下去。本书介绍的蔬菜汤只需要把蔬菜放入锅中，然后加水煮就可以了，谁都能轻松制作。

时令蔬菜口味鲜美，富含各种营养成分和植化素，特别是露天栽培的蔬菜，各种营养成分的含量更为丰富。如果你觉得只放蔬菜不太够，或是想要增强体力，可以使用各种汤底或添加一些肉类。

本书介绍的蔬菜汤简单又美味。不管是小孩还是老人，不管是想要预防疾病的健康人士，还是想要恢复体力的病人，都非常适合在日常饮食中加入一道蔬菜汤。我最大的心愿就是把蔬菜汤带给更多的人。

推荐序

本书是杰出学者送给普通读者的宝贵礼物

日本名古屋大学名誉教授、爱知县癌症中心名誉总理事长

青木国雄①

蔬菜汤有科学依据

前田浩先生的这本《惊人的蔬菜汤》，是一本既适合普通读者阅读的营养指导用书，又适合专业人士阅读的预防医学教学方面的读本。

在上一本有关抗癌蔬菜汤的著作出版后，日本的读者反馈

①青木国雄，1928年出生于日本爱知县。1952年毕业于名古屋大学医学院。1976年任名古屋大学医学院教授（预防医学专业），1987年任该医学院院长，1990年任爱知县癌症中心总理事长。专攻防疫学、预防医学，从事结核病、癌症、疑难疾病的防疫、预防医学等的相关研究，为日本防疫学会的创立做出重大贡献。担任国际抗癌联盟（UICC）的癌症预防项目委员长8年，常任理事8年；担任国际防疫学学会理事、理事长6年；还作为其他国际机构的会员致力于防疫学、预防医学的研究与发展工作。

了许多读后感以及各种各样的疑问，前田浩先生都一一认真阅读。为了回应读者的来信，前田浩先生在本书中增加了更多详细易懂的内容，以及不少具有特殊功效的蔬菜汤食谱。在我看来，前田浩先生是一位非常诚实且责任感极强的学者。

本书列举了许多科学依据以及从临床试验、实验中得到的论证结果，以此说明治疗癌症等疾病为什么需要蔬菜汤的辅助。本书内容浅显易懂，即使是非专业人士也能明白其中的缘由。

书里介绍了蔬菜汤的多种功能，比如，蔬菜汤富含的抗氧化物质能消除损伤细胞的活性氧；蔬菜汤还含有和代谢紧密相关的维生素、矿物质；富含的多糖可以增强机体免疫功能。由此可推测出蔬菜汤对癌症之外的其他疾病也有一定的预防和抑制效果。

“新型食疗汤”这个名称主要强调蔬菜汤的保健作用，侧重于蔬菜汤能够帮助体弱者（患者、康复者、老人、小孩等）恢复体力，改善健康状况。蔬菜汤是每个家庭的“新助手”。

为了让蔬菜汤发挥其功效，就需要在食谱上下更大的功夫。前田浩先生在考虑蔬菜营养价值的基础上创造了多种食材组合，介绍了添加汤底、肉类、牛奶等食材的营养蔬菜汤。书中列举了多种蔬菜汤样式，还附上了制作方法和具体用途，图文并茂。第二章的具体食谱部分占了很大的篇幅，是全书的重点，希望能够满足读者们的期待。这些食谱都是基于科学依据和多年的研究经验研发出来的。

国际学者提倡的实用性预防方法

蔬菜汤还在减轻抗癌药的副作用、预防癌症复发等方面，给癌症患者及其家人带来了希望。此外，食用蔬菜汤有助于血管舒张，膳食纤维帮助增加了肠道内的益生菌，从而调整了肠道环境，这些功效可以让更广泛的人群受益。由慢性炎症引起的衰老、阿尔茨海默病以及其他慢性病等，都可以通过食用蔬菜汤得到一定程度的预防和抑制。如此强大的功效无疑也给老龄化社会带来了福音。

除了饮食之外，前田浩先生还在书中强调了运动、心态的重要性。解决棘手的慢性病需要多方施策，必须调动一切可以利用的措施才能战胜疾病。书中虽然没有提到，但以往了解到的有效方法也应该同时坚持使用。

前田浩先生是一位基础生物学家，也是一名研究抗癌药和癌症发病机制的学者，其研究成果在全世界都享有极高的声誉。但前田浩先生深深感受到这些成绩在疑难疾病的治疗和应对上能够发挥的作用还非常有限，所以他才把预防作为第一要务，尝试研究具备实用性的预防方法。这是只有杰出学者才具备的能力。

这是一本了不起的书，基于前田浩先生50多年的研究成果和亲身实战著成，书中的内容就像宝石一样瑰丽璀璨。希望读者能反复阅读本书，掌握其中的奥义。

目录

第1章 超简单！美味快手蔬菜汤的制作方法

第2章 饮食之趣！蔬菜汤的小巧思和多种用途

第3章 作为一名抗癌药研究者，我推荐蔬菜汤的理由

第4章 从儿童到老人，可以让体弱者恢复元气的“食疗汤”

第5章

来自读者的经验谈：蔬菜汤的惊人效果

第7章

蔬菜汤能抑制加速衰老和引发慢性病的慢性炎症

第 1 章

超简单！
美味快手蔬菜汤的制作方法

蔬菜汤只需将蔬菜加水熬煮，做法非常简单。吃法有两种，一种是保留蔬菜形状的“大块蔬菜汤”，一种是用料理机打成糊状的“蔬菜浓汤”。

我家一般都吃蔬菜浓汤，因为用料理机搅拌之后口感更好，细腻又顺滑。

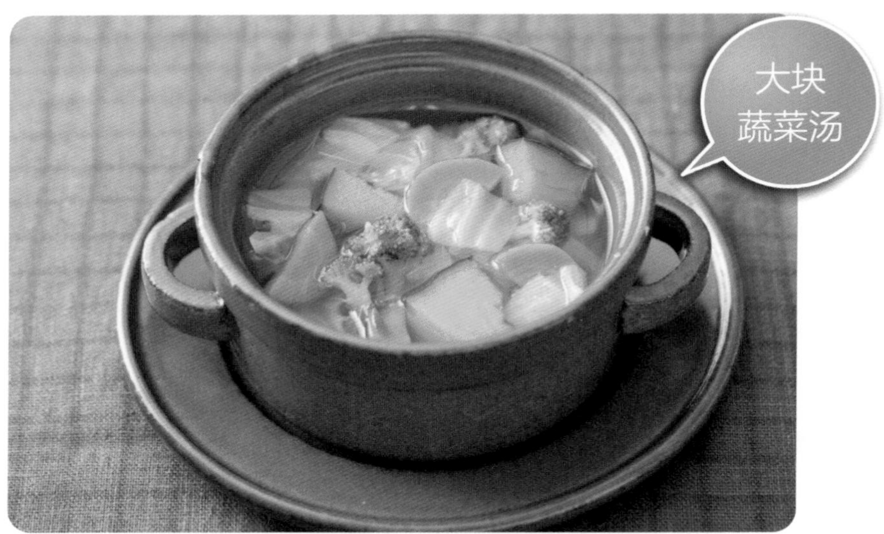

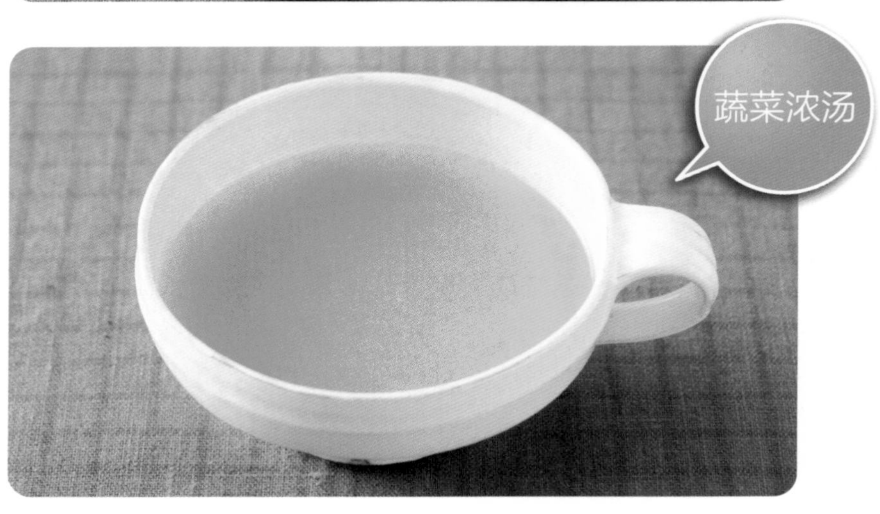

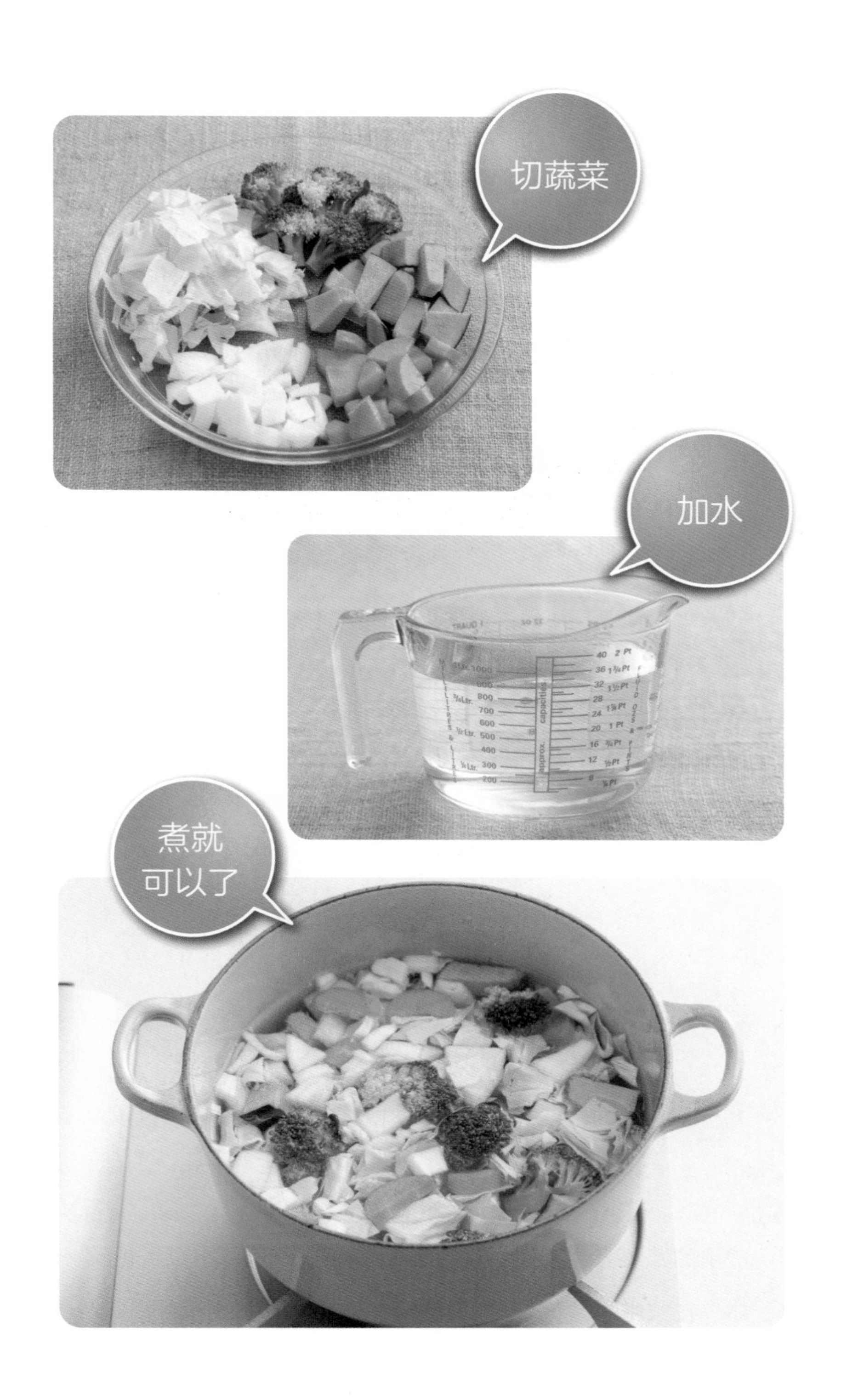
切蔬菜
加水
煮就
可以了

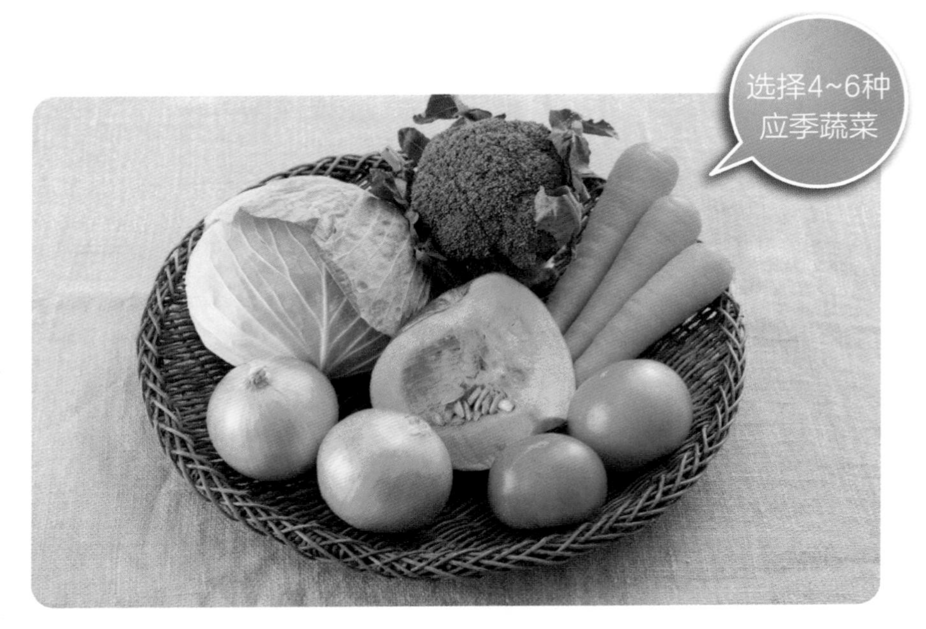

使用多种蔬菜，能均衡地摄取不同的抗氧化物质，增强蔬菜汤的效果。营养和抗氧化物质含量最丰富的当属应季蔬菜。

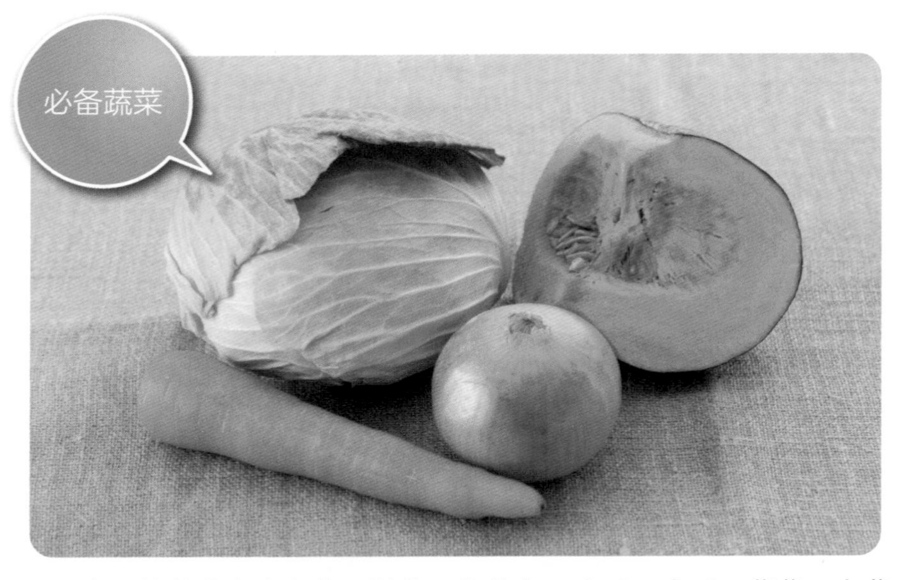

常用的蔬菜有卷心菜、洋葱、胡萝卜、南瓜、土豆、菠菜、白菜等，建议在家中常备。

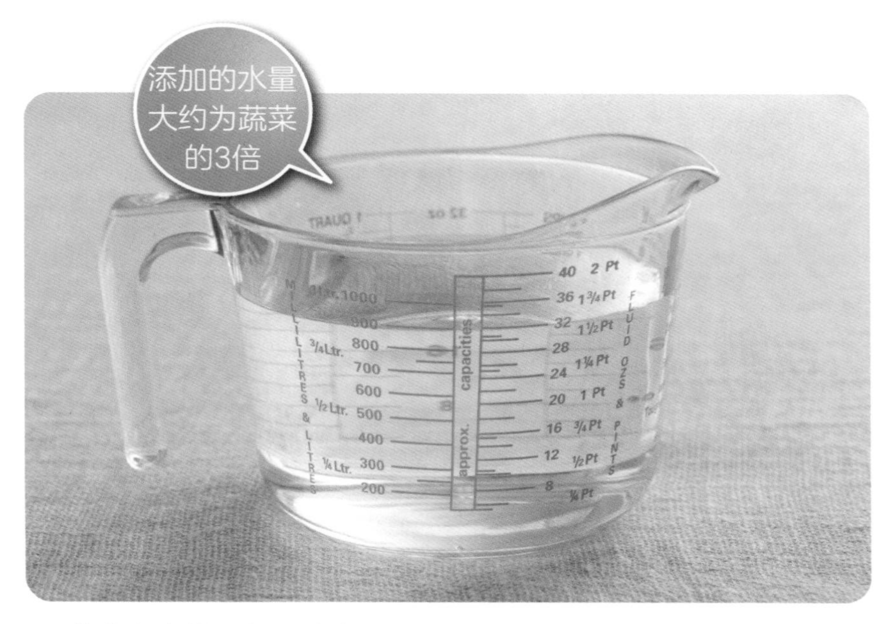

蔬菜和水的比例大致为1 ：3，例如300 g蔬菜要添加900 ml水。也可以按照喜好调整水量。

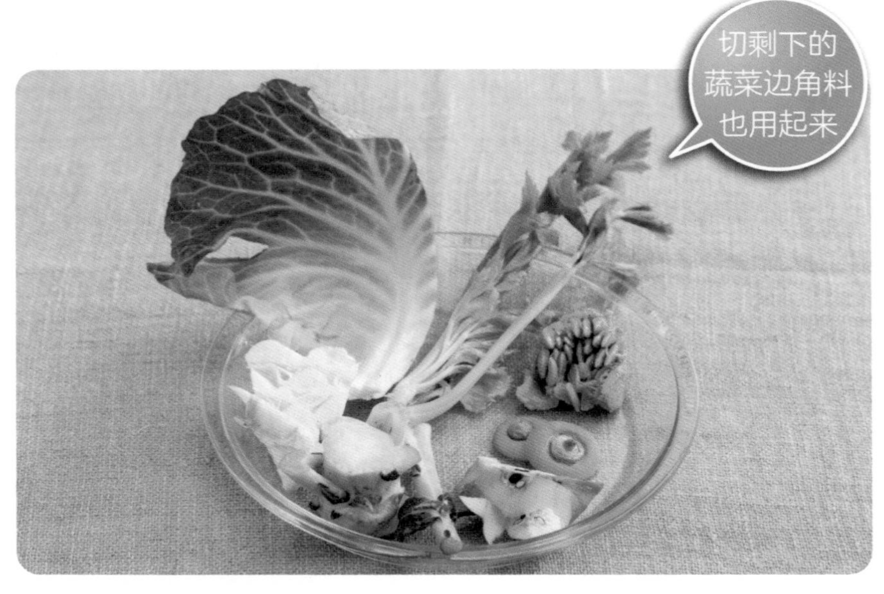

蔬菜的皮、茎、根部也富含抗氧化物质，不要扔掉，要充分利用。把蔬菜边角料收集起来制作“蔬菜汤底”，具体制作方法参照P12。

食材

做好后约800~900 ml

洋葱、胡萝卜、卷心菜、南瓜、西蓝花 ······························ 共 300 g

水 ······································ 900 ml

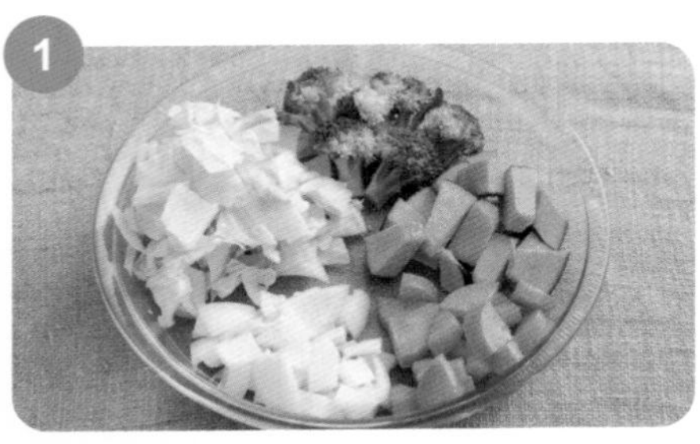

1

洋葱剥皮，切成适口大小的块状。
胡萝卜带皮，切成适口大小的块状。
卷心菜切成适口大小的块状。
南瓜去籽后带皮切成适口大小的块状。
西蓝花分成小朵，去掉根茎处的皮，然后切成适口大小的块状。

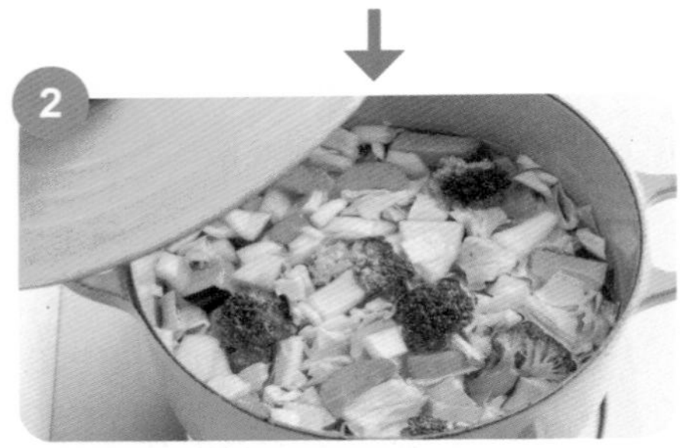

2

把步骤1里的蔬菜放入锅中，加水，盖上锅盖后开火煮。
*蔬菜较硬的话，可以先用少许油炒过之后再煮。

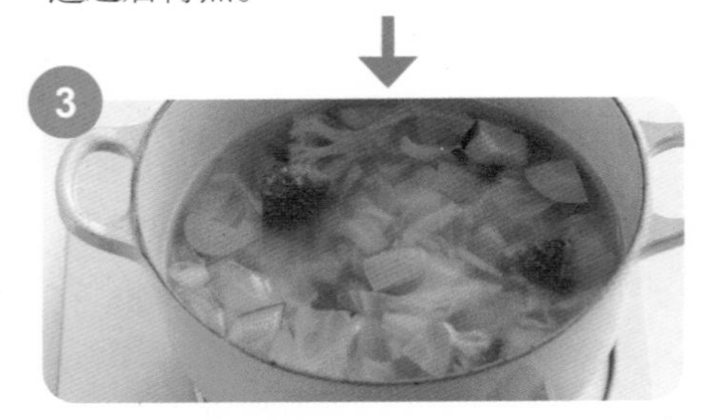

3

快沸腾的时候调成小火再煮30分钟，直到把蔬菜煮软。

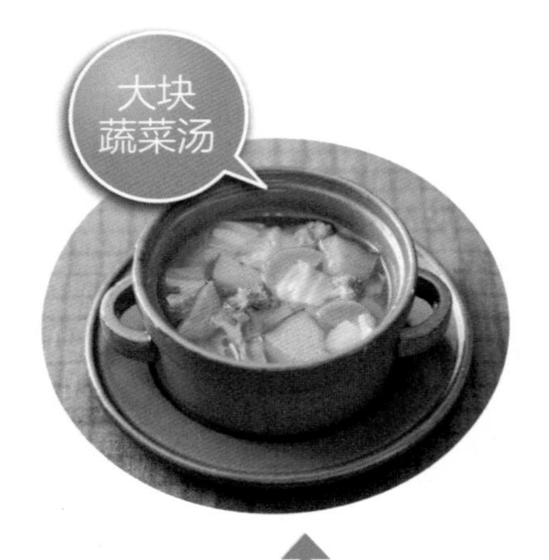

完成

制作蔬菜浓汤，要等煮好的蔬菜汤冷却之后，用手持搅拌机或料理机搅拌、粉碎。

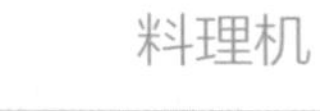

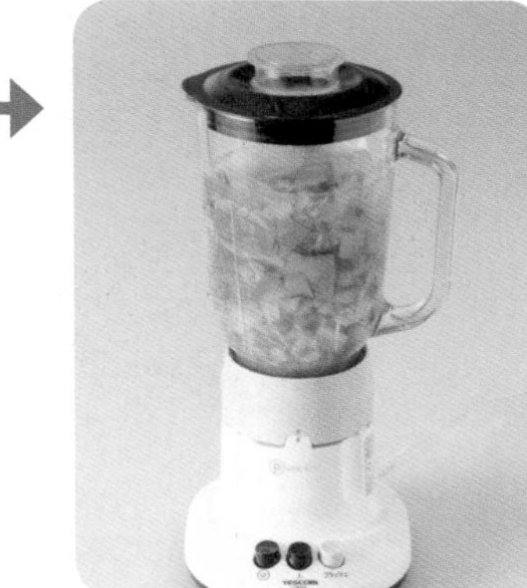

手持搅拌机

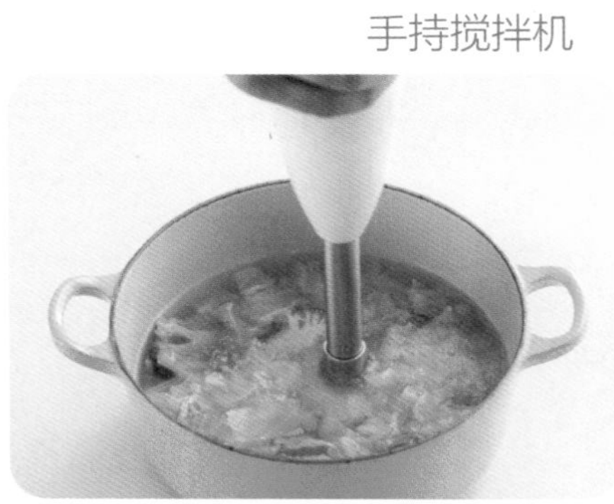

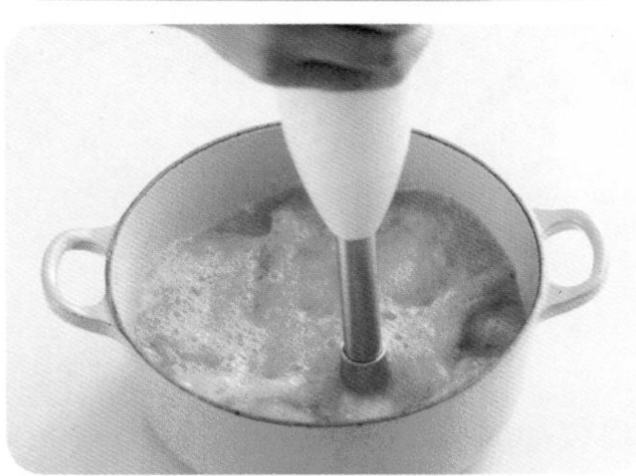

手持搅拌机直接伸入锅中，
打成浓稠的蔬菜浓汤。

能做成更加顺滑的浓汤。

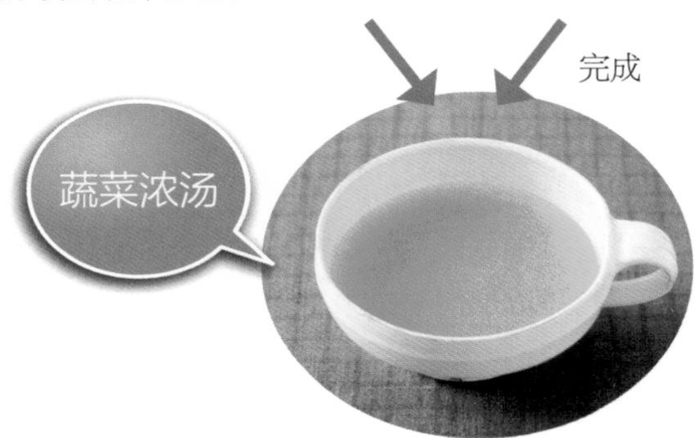

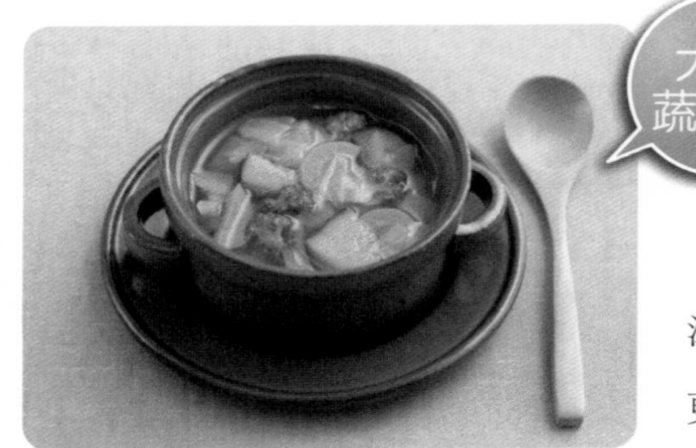

大块蔬菜汤可以先喝汤，再吃煮熟的蔬菜，会更加美味。

蔬菜浓汤

蔬菜浓汤口感细腻顺滑，不管是孩子还是老人都可以喝。

■ 食用次数和量

蔬菜汤每天喝1~2次，建议每次喝250~300 ml。

■ 食用方法

请根据自己的喜好和身体状况来选择保留蔬菜形状的“大块蔬菜汤”，或是口感顺滑的“蔬菜浓汤”。我家是每天早餐时一定会喝蔬菜浓汤。

■ 如果想要补充体力

建议在蔬菜汤里添加肉类、牛奶等富含蛋白质的食材。

■ 作为护理餐

蔬菜浓汤也可以作为一道护理餐。

■ 调味

我基本不调味，一般都是煮好后直接喝，蔬菜自带的鲜香吃起来非常美味。

■ 感觉有些寡淡或想要变换味道时

可以往汤里加入少许调味料或香料，有淡淡的味道即可。

还可以使用香菇、海带、木鱼花、鸡肉、小鱼干等熬煮的汤底制作蔬菜汤，或者往蔬菜汤里添加水果。

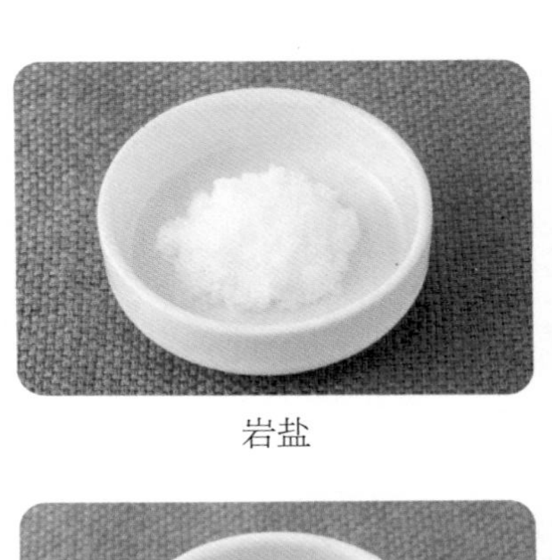

岩盐

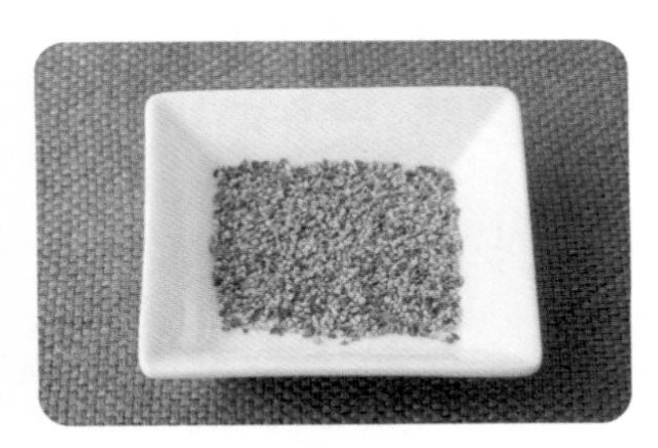

黑胡椒粗粒

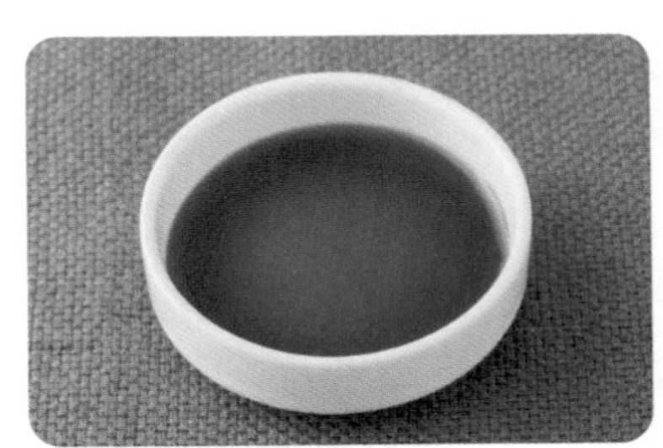

酱油

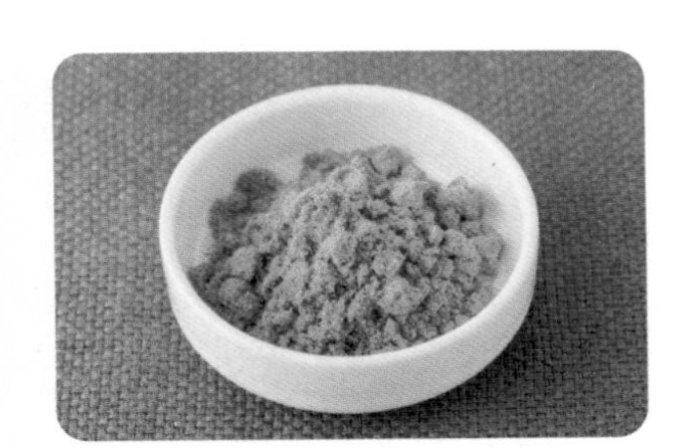

咖喱粉

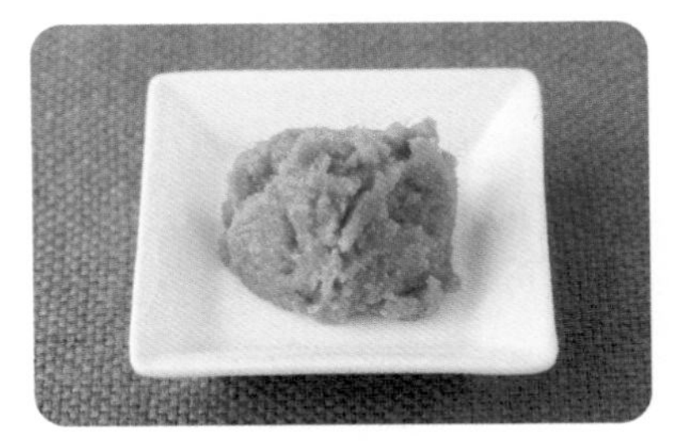

味噌

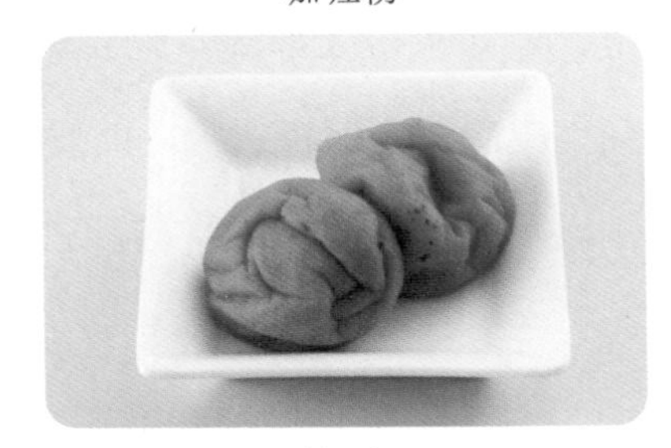

梅干

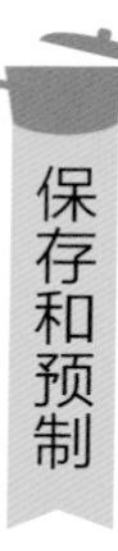

剩余的蔬菜汤可以放进冰箱冷藏2~3天。不要随手放在常温环境下，一定要冷藏保存。

如果是天气炎热的季节，则要放进冰箱冷冻保存。

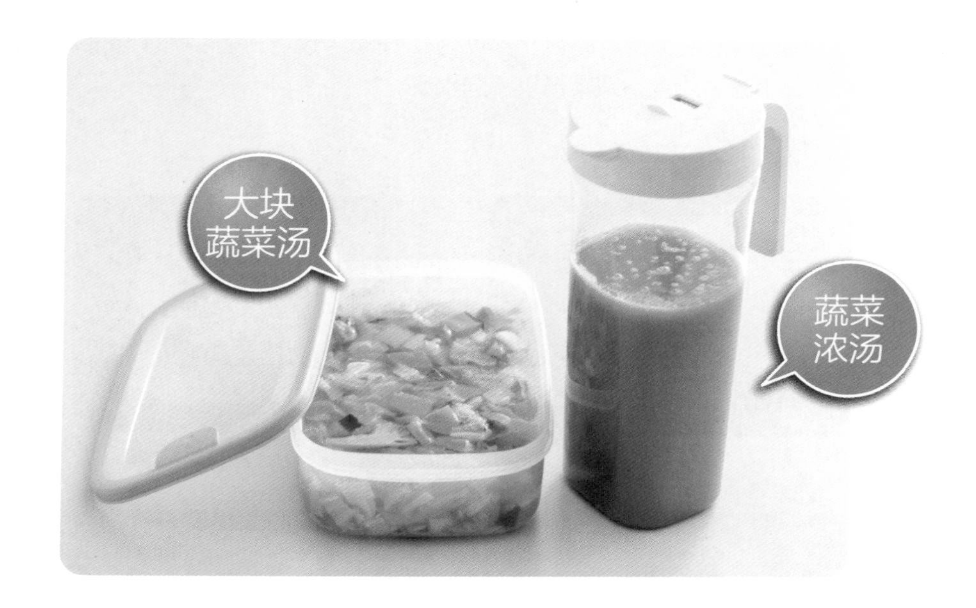

■长期坚持的关键是“预制”

蔬菜汤的优点之一就是不用每天制作，可以提前做好。即使做法简单，但如果每天都要做也会觉得麻烦。把蔬菜汤做好后放进冰箱的冷藏室或冷冻室保存，喝的时候加热一下就可以了。

记得提前制作好蔬菜汤，这是轻松坚持下去的关键。

如果要长期保存蔬菜汤，那就要冷冻起来。把蔬菜汤分装在保鲜袋里，每袋装一餐的分量，食用的时候会很方便。

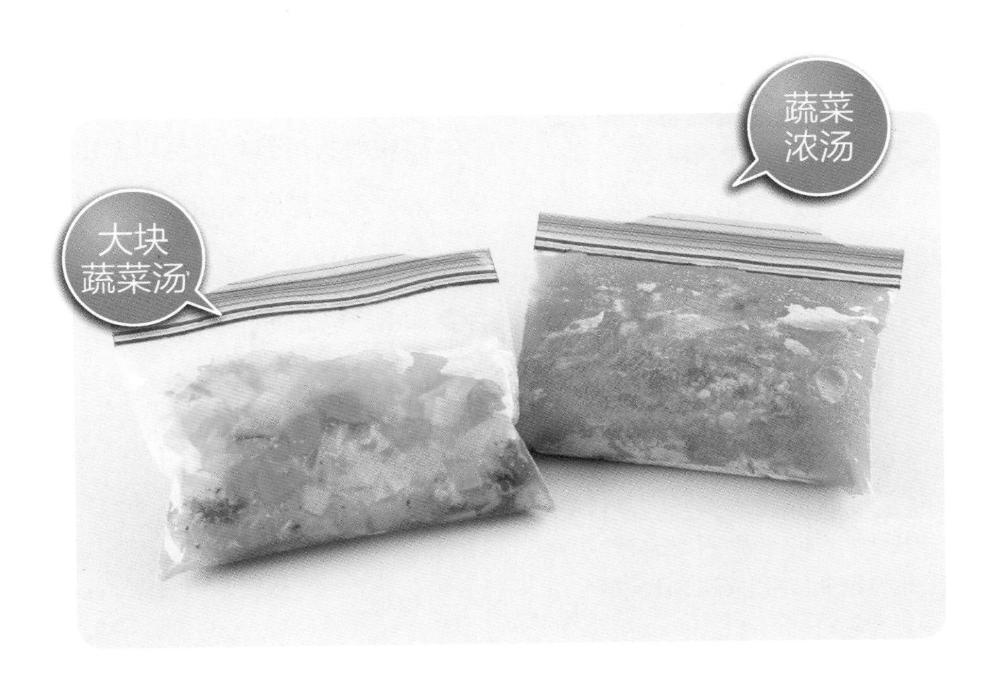

Memo

我们家也会把蔬菜汤冷冻起来，什么时候都能吃。如果想长期存放在冰箱的冷冻室，就在蔬菜汤中放1~2小勺（掏耳勺大小）的维生素C。维生素C有抗氧化作用和抗菌作用，能做抗氧化剂和防腐剂，而且即使加到蔬菜汤里，也不会改变味道。

做蔬菜汤的时候，人们容易把蔬菜的皮、种子、蒂等边角料随手扔掉，实际上它们含有丰富的抗氧化物质，并不是蔬菜的“废料”。

巧妙地利用边角料可以做出美味的“蔬菜汤底”，用在烩菜、炖菜、日式料理、西式料理等各种菜式中，也方便存放。

把蔬菜边角料放进保鲜袋里冷冻，需要用的时候再取出。

1

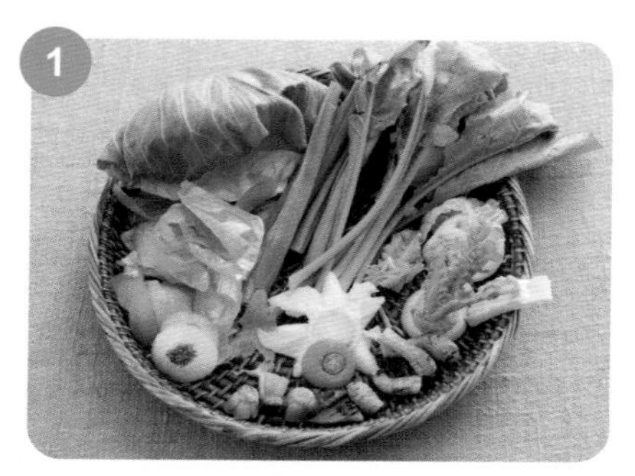

把蔬菜边角料用清水洗净。

2

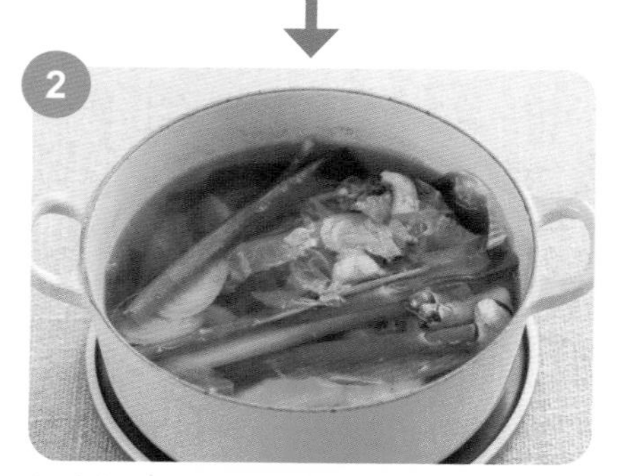

锅中倒水，加入步骤1中的食材，开小火煮20分钟。不用放其他任何东西。

3

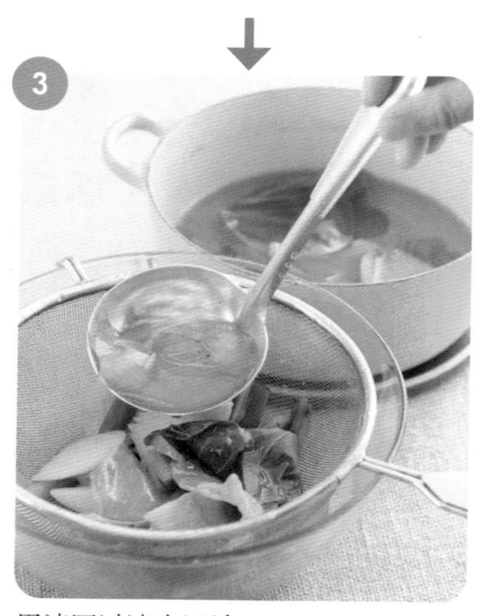

用滤网过滤出汤汁。

植化素的宝库

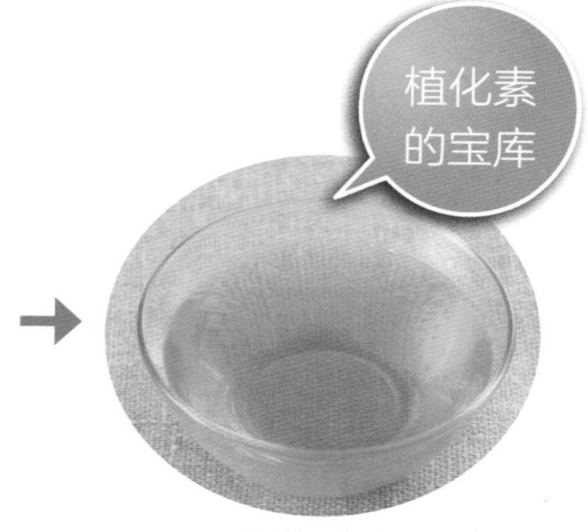

蔬菜汤底完成

使用方法多种多样，可以直接喝，也可以做底汤、味噌汤、炖菜等。

第 2 章

饮食之趣！蔬菜汤的小巧思和多种用途

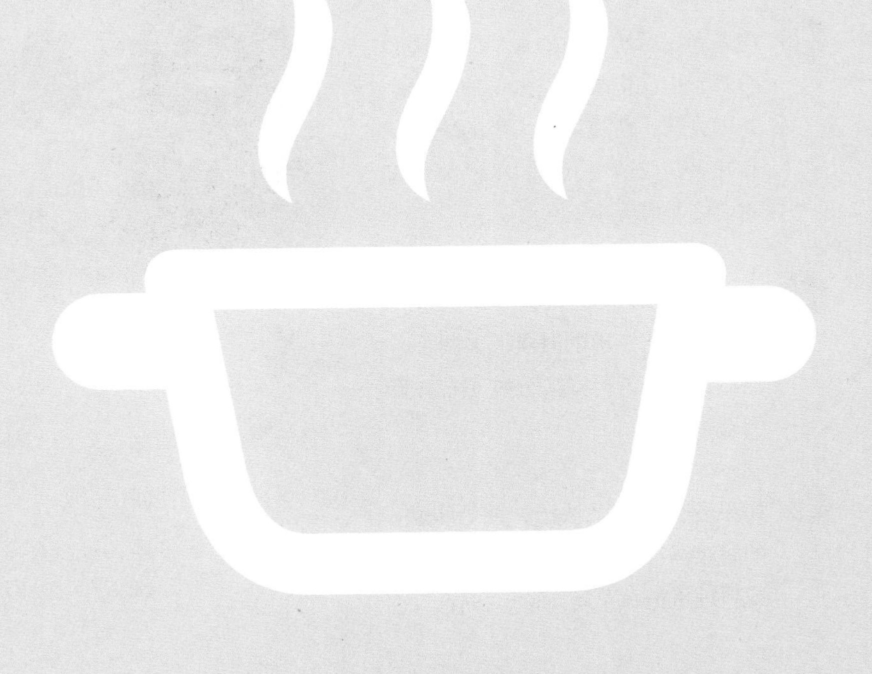

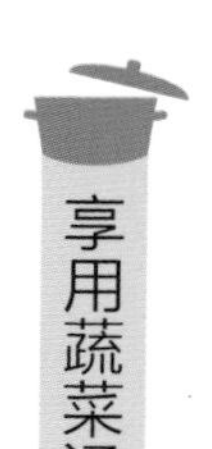

深绿色叶菜蔬菜汤

小松菜、茼蒿

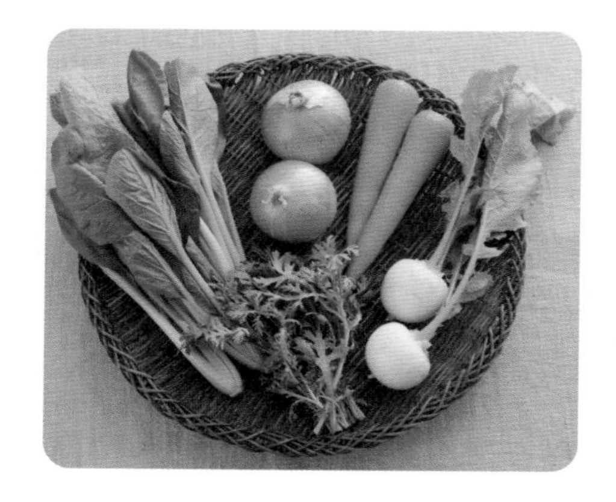

【食材】做好后约800~900 ml

洋葱、胡萝卜、芜菁
……………………………… 共 150 g
小松菜、茼蒿 ……………… 共 150 g
水 …………………………………… 900 ml

【制作方法】

1. 将蔬菜洗干净。

2. 洋葱剥皮后切成适口大小的块状。胡萝卜带皮切成适口大小的块状。芜菁去蒂，切成适口大小的块状，菜叶也切成适口大小。小松菜和茼蒿切成适口大小。

3. 把步骤2的蔬菜放入锅中，加水开火熬煮。快煮沸的时候把火调小，然后盖上锅盖再煮30分钟左右，直到蔬菜变软。

4. 如果要做成蔬菜浓汤，就等步骤3的蔬菜汤冷却之后，用手持搅拌机或料理机把蔬菜汤搅拌、粉碎。

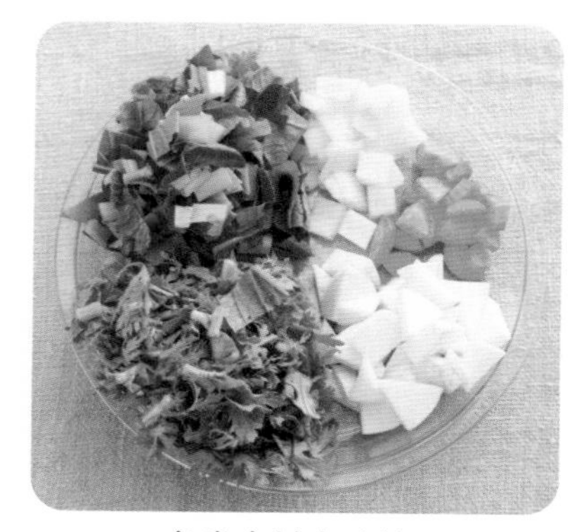

各类食材大致的量

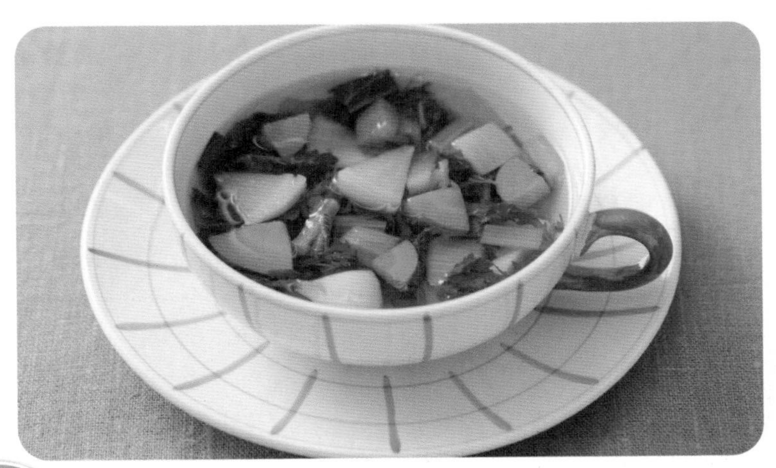

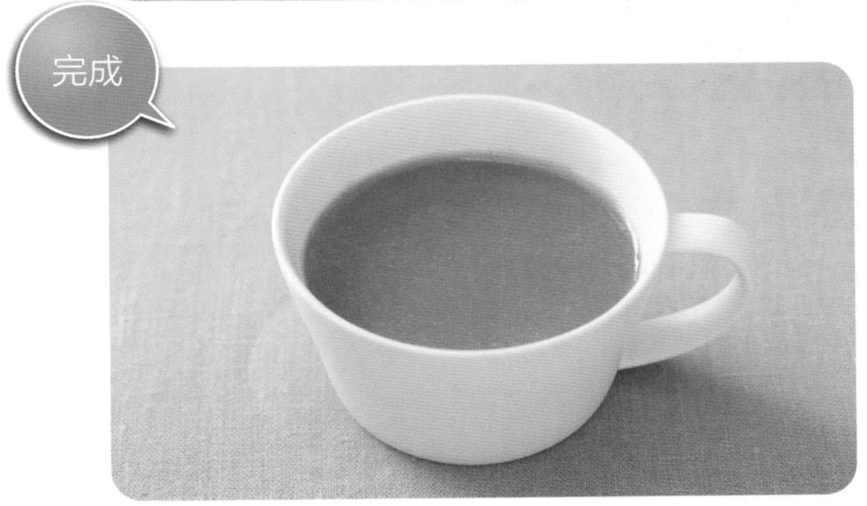

完成

Memo

深绿色蔬菜含有丰富的抗氧化物质（特别是叶黄素等类胡萝卜素）。我们通过实验发现，食用深绿色蔬菜汤后小白鼠体内的活性氧被消除了。蔬菜汤不仅有助于抑制基因损伤，还能预防白内障，抑制细胞癌变。推荐多多食用菠菜、王菜以及胡萝卜和白萝卜的菜叶等。

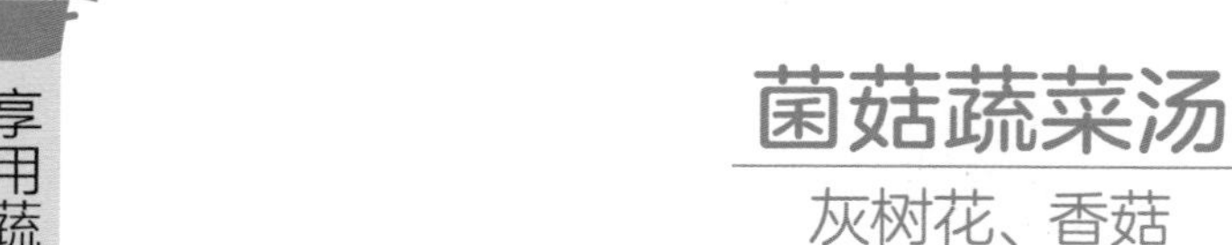

菌菇蔬菜汤

灰树花、香菇

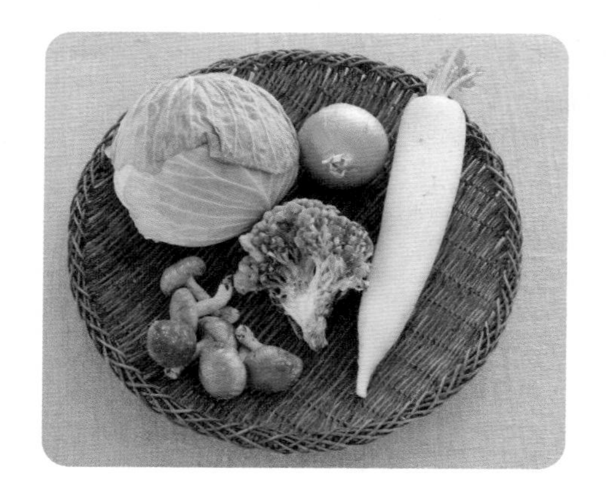

【食材】做好后约800~900 ml

洋葱、卷心菜、白萝卜 …… 共200 g

灰树花、香菇 …… 共100 g

水 …… 900 ml

【制作方法】

1. 将蔬菜清洗干净，菌菇不要洗。
2. 洋葱剥皮后切成适口大小的块状。卷心菜切成大块。白萝卜带皮切成适口大小的块状。灰树花和香菇去蒂，切成适口大小的块状。
3. 把步骤2的蔬菜放入锅中，加水开火熬煮。快煮沸的时候把火调小，然后盖上锅盖再煮30分钟左右，直到蔬菜变软。
4. 如果要做蔬菜浓汤，就等步骤3的蔬菜汤冷却之后，用手持搅拌机或料理机把蔬菜汤搅拌、粉碎。

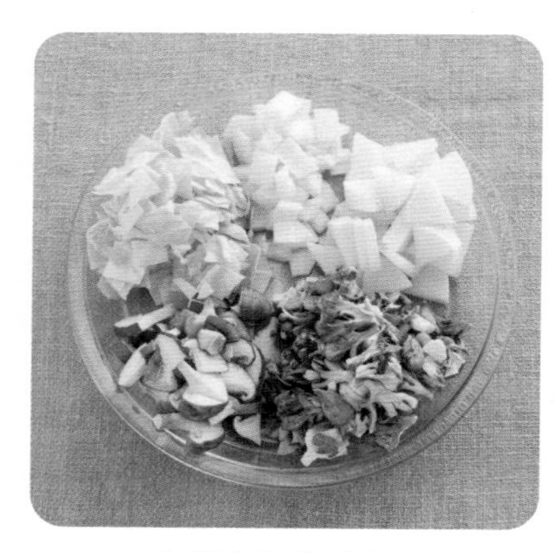

各类食材大致的量

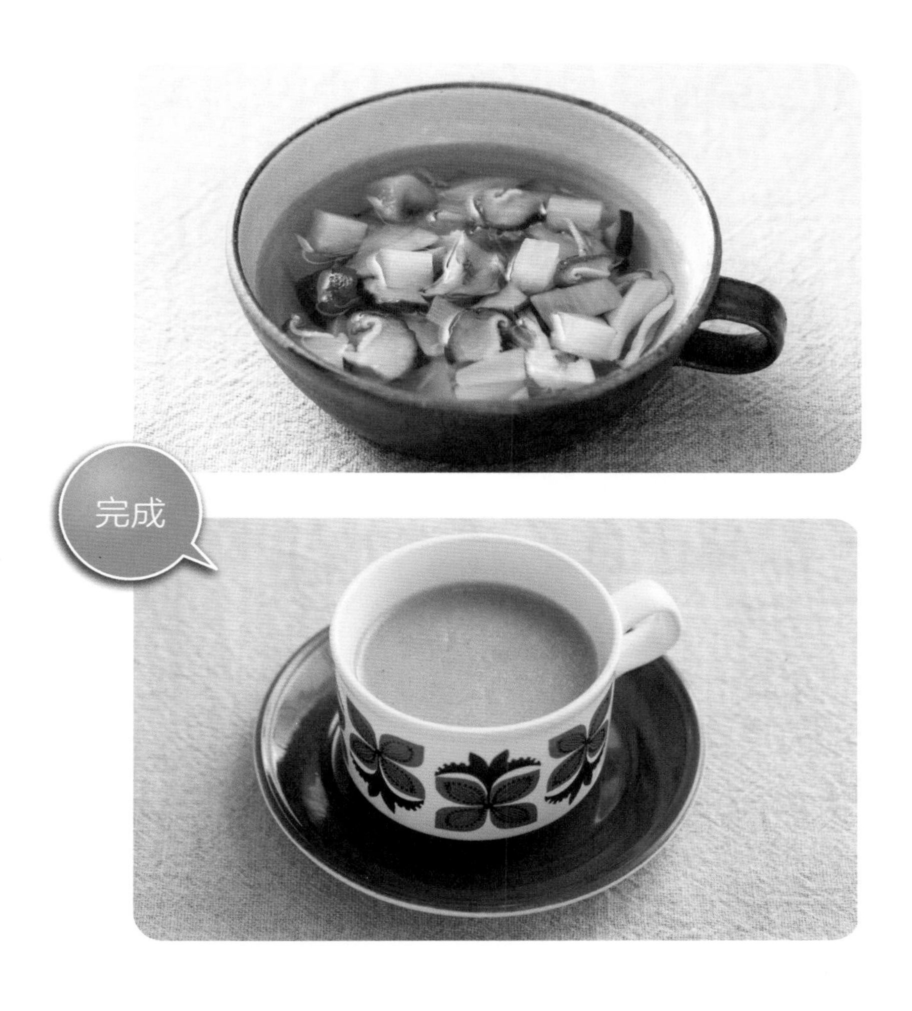

Memo

菌菇中富含能够激活人体免疫的多糖（β-葡聚糖）和具有强大抗氧化作用的多酚。我们通过实验和研究发现，小白鼠喝了香菇提取液之后，能促进身体分泌干扰素。干扰素能抑制癌细胞增殖，有强大的抗肿瘤作用。除香菇外，灰树花等菌菇类都有同样的抑制癌症的功效。

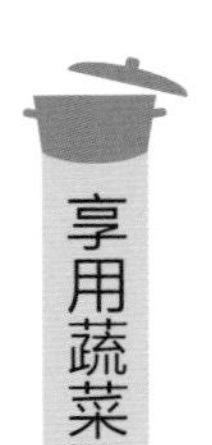

享用蔬菜汤

根茎类蔬菜和深绿色叶菜的蔬菜汤

芋头、菠菜

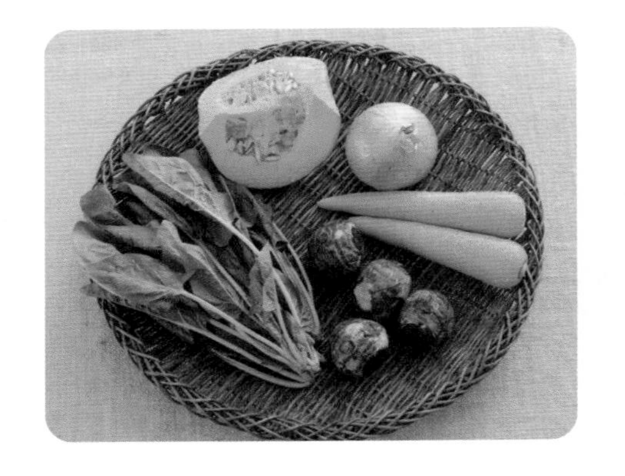

【食材】做好后约800~900 ml

洋葱、胡萝卜、南瓜
……………………………共 100 g
芋头、菠菜
……………………………共 200 g
水 ……………………………900 ml

【制作方法】

1. 将蔬菜清洗干净。

2. 洋葱剥皮后切成适口大小的块状。胡萝卜带皮切成适口大小的块状。南瓜去籽后带皮切成适口大小的块状。芋头削皮后切成适口大小的块状。菠菜切成适口大小。

3. 把步骤2的蔬菜放入锅中，加水开火熬煮。快煮沸的时候把火调小，然后盖上锅盖再煮30分钟左右，直到蔬菜变软。

4. 如果要做蔬菜浓汤，就等步骤3的蔬菜汤冷却之后，用手持搅拌机或料理机把蔬菜汤搅拌、粉碎。

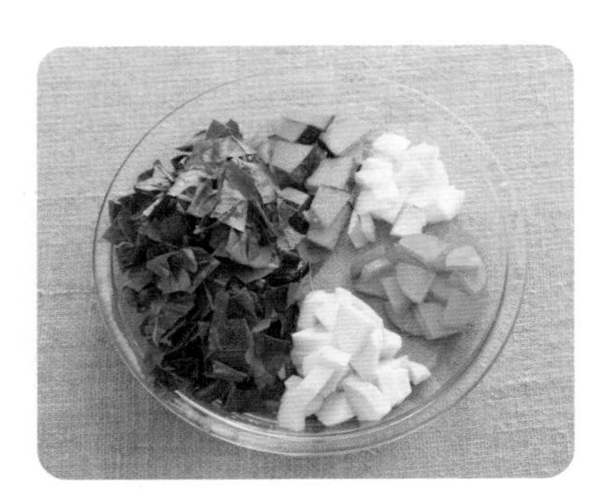

各类食材大致的量

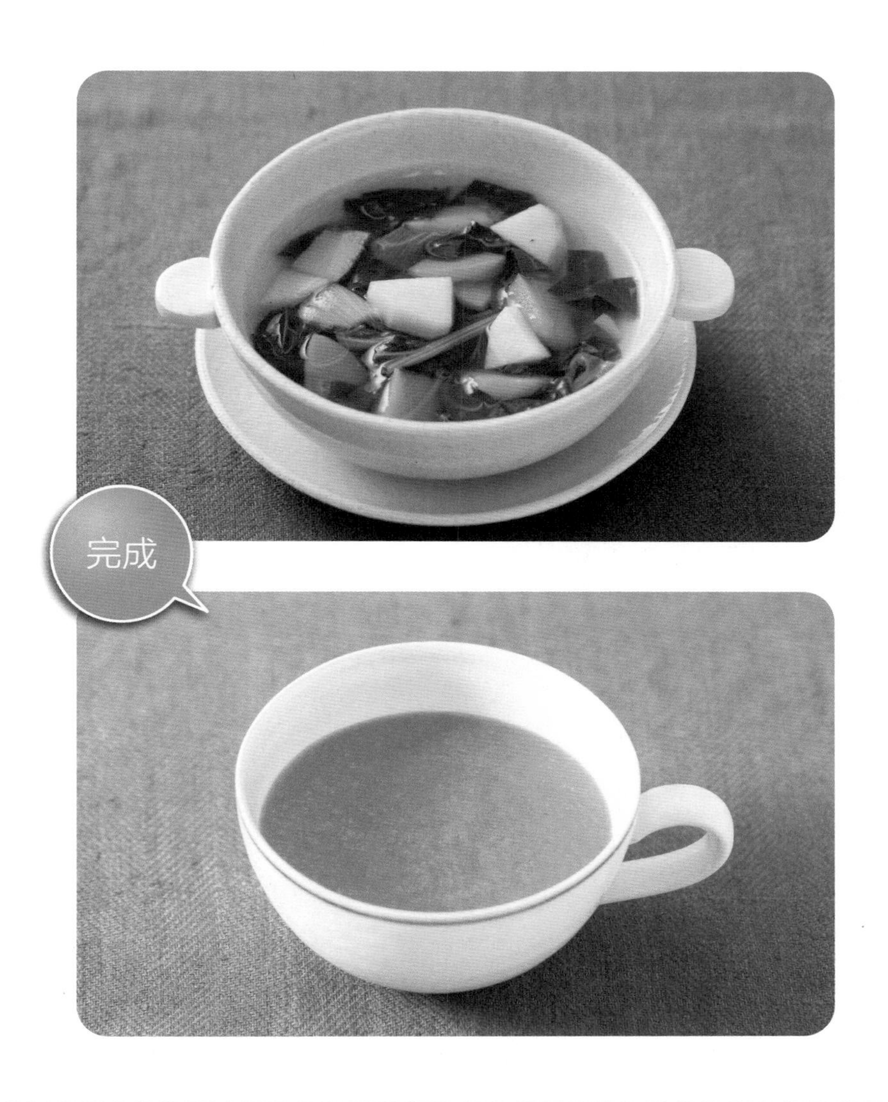

Memo

根茎类蔬菜中的芋头、土豆、牛蒡和莲藕等，切开后放在空气中会氧化变黄。研究表明，会变色的根茎类蔬菜消除活性氧的能力更强。根茎类蔬菜的另一个特点是含有丰富的膳食纤维。

十字花科蔬菜汤

西蓝花、白菜

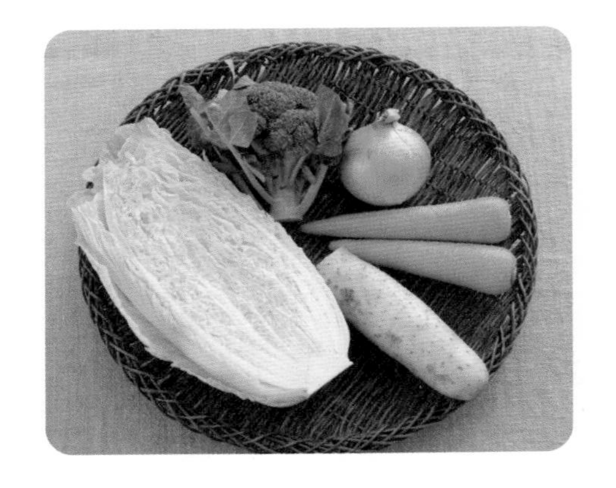

【食材】做好后约800~900 ml

洋葱、胡萝卜、山药
……………………………………共 150 g
西蓝花、白菜
……………………………………共 150 g
水 ……………………………………900 ml

【制作方法】

1. 将蔬菜清洗干净。

2. 洋葱剥皮后切成适口大小的块状。胡萝卜带皮切成适口大小的块状。山药削皮，切成适口大小的块状。西蓝花分成小朵，白菜切成适口大小的块状。

3. 把步骤2的蔬菜放入锅中，加水开火熬煮。快煮沸的时候把火调小，然后盖上锅盖再煮30分钟左右，直到蔬菜变软。

4. 如果要做蔬菜浓汤，就等步骤3的蔬菜汤冷却之后，用手持搅拌机或料理机把蔬菜汤搅拌、粉碎。

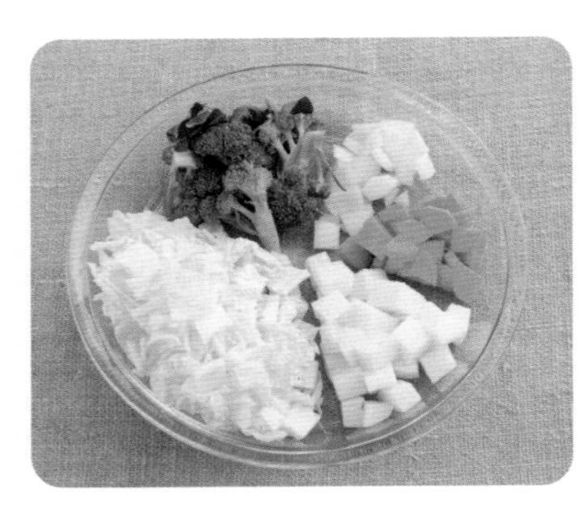

各类食材大致的量

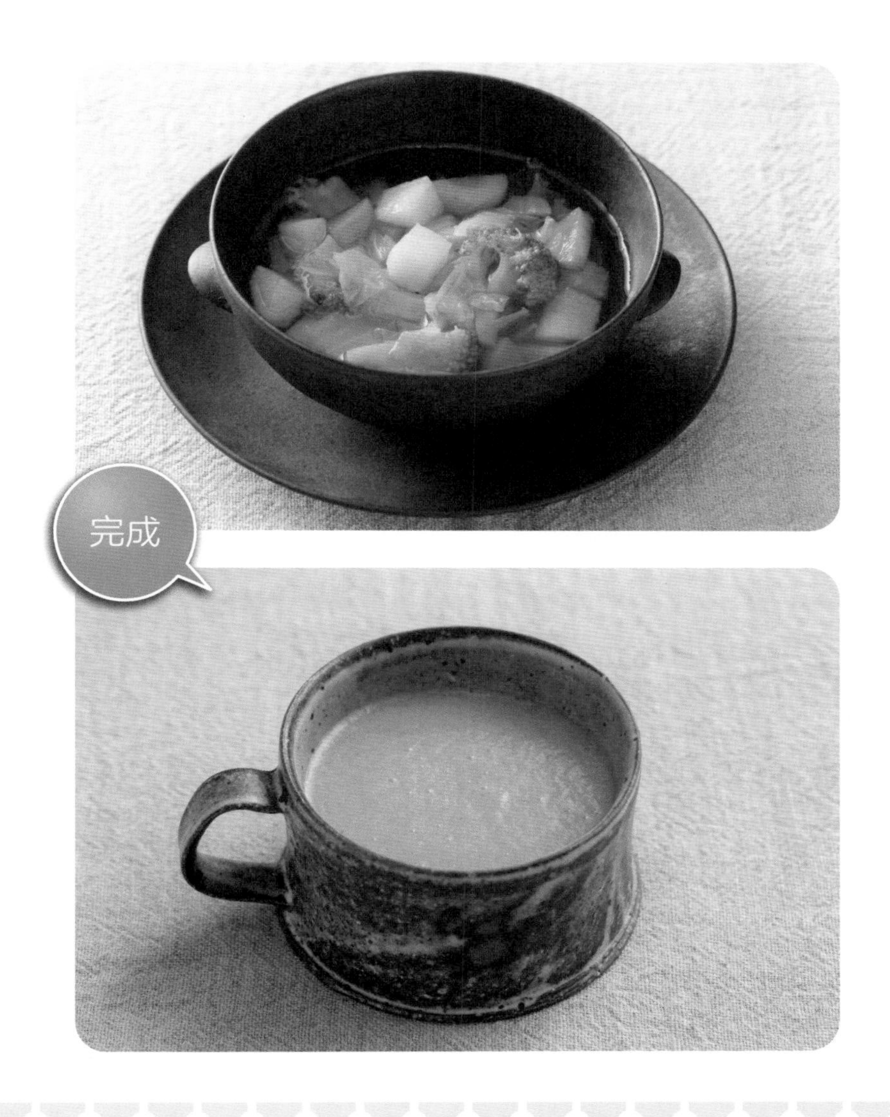

Memo

西蓝花、卷心菜、花椰菜和白菜等十字花科蔬菜含有一种叫芥子油苷的成分，这种成分在人体内会分解成异硫氰酸盐。异硫氰酸盐能阻断致癌物质，有预防癌症的效果。

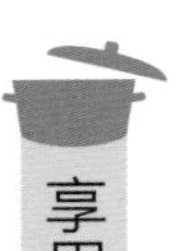

享用蔬菜汤

添加牛油果的蔬菜汤

牛油果、小白菜、卷心菜

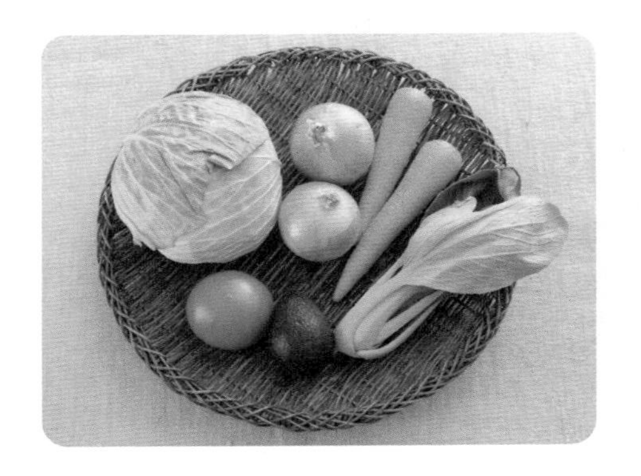

【食材】做好后约800~900 ml

洋葱、胡萝卜、卷心菜 ………………………………共 150 g
小白菜、番茄 ………………………………共 150 g
牛油果 ………………………………1/2 个
水 ………………………………900 ml

【制作方法】

1. 将蔬菜清洗干净。

2. 洋葱剥皮后切成适口大小的块状。胡萝卜带皮切成适口大小的块状。卷心菜和小白菜都切成适口大小的块状。番茄带皮切成适口大小的块状。牛油果去掉果核和皮，切成适口大小的块状。

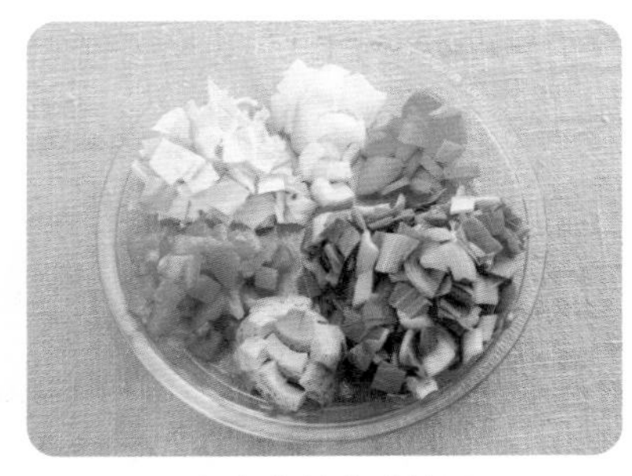

各类食材大致的量

3. 把步骤2的蔬菜放入锅中，加水开火熬煮。快煮沸的时候把火调小，然后盖上锅盖再煮30分钟左右，直到蔬菜变软。

4. 如果要做蔬菜浓汤，就等步骤3的蔬菜汤冷却之后，用手持搅拌机或料理机把蔬菜汤搅拌、粉碎。

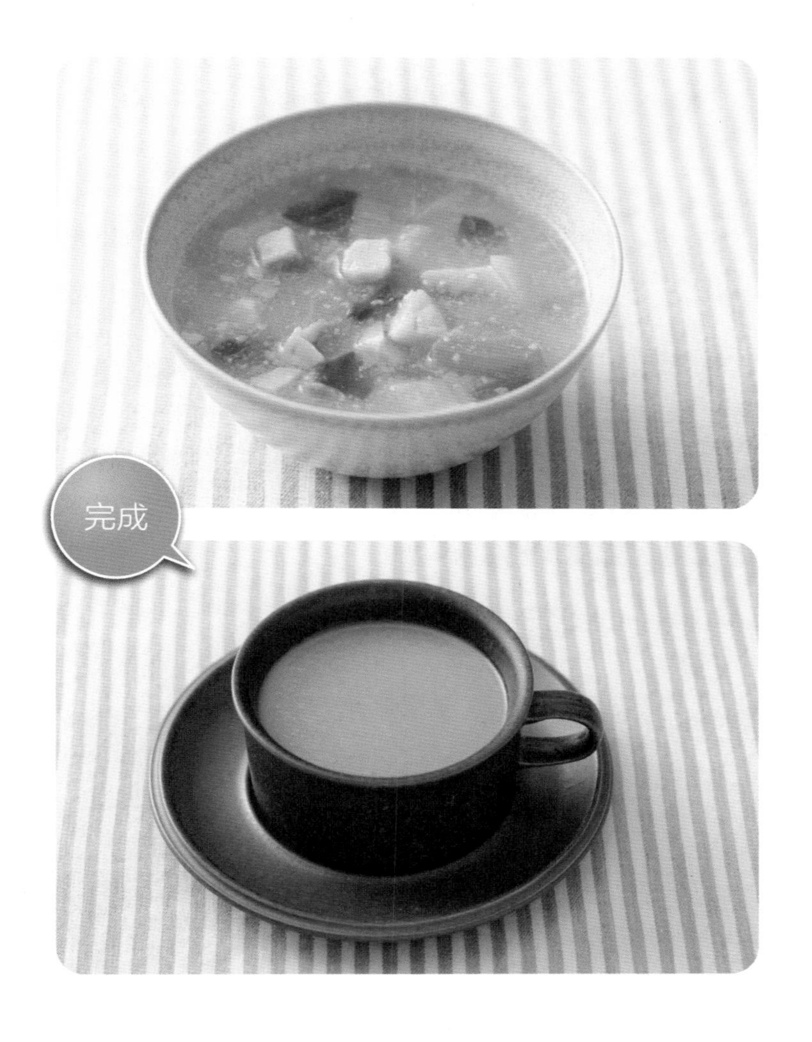

Memo

牛油果全年都能买到，它有奶油的香气，我家经常吃。牛油果的脂肪含量很高，又被称为“森林黄油”，主要成分是不饱和脂肪酸，能疏通血管、减少坏胆固醇（低密度脂蛋白胆固醇）。牛油果还富含维生素E等各类维生素、矿物质，是营养价值非常高的水果。

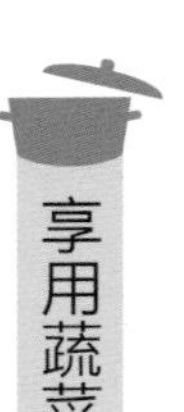

种子类和生菜蔬菜汤

毛豆、四季豆、球生菜

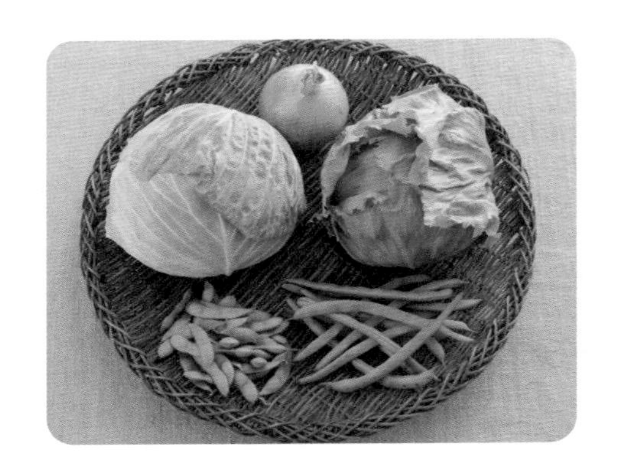

【食材】做好后约800~900 ml

毛豆（带豆荚）、四季豆
……………………………共 150 g
球生菜、洋葱、卷心菜
……………………………共 150 g
水 …………………………… 900 ml

【制作方法】

1. 将蔬菜清洗干净。

2. 毛豆带着豆荚用水焯2~3分钟，煮好后把豆子取出来。四季豆切成适口大小的小段。洋葱剥皮，切成适口大小的块状。球生菜、卷心菜也切成适口大小。

3. 把步骤2的蔬菜放入锅中，加水然后盖上锅盖开火熬煮。快煮沸的时候把火调小，再煮30分钟左右，直到蔬菜变软。

4. 如果要做蔬菜浓汤，就等步骤3的蔬菜汤冷却之后，用手持搅拌机或料理机把蔬菜汤搅拌、粉碎。

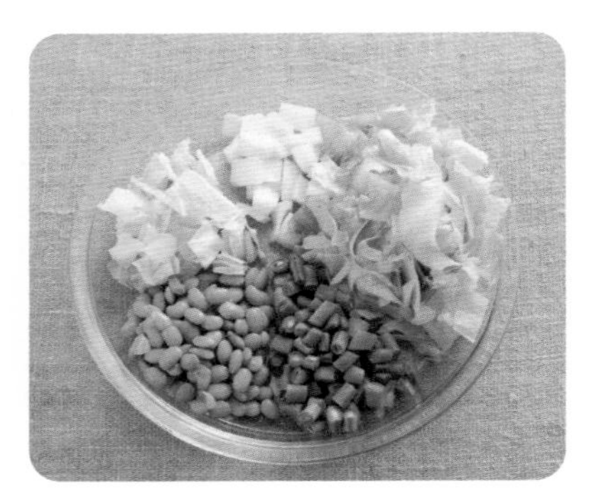

各类食材大致的量

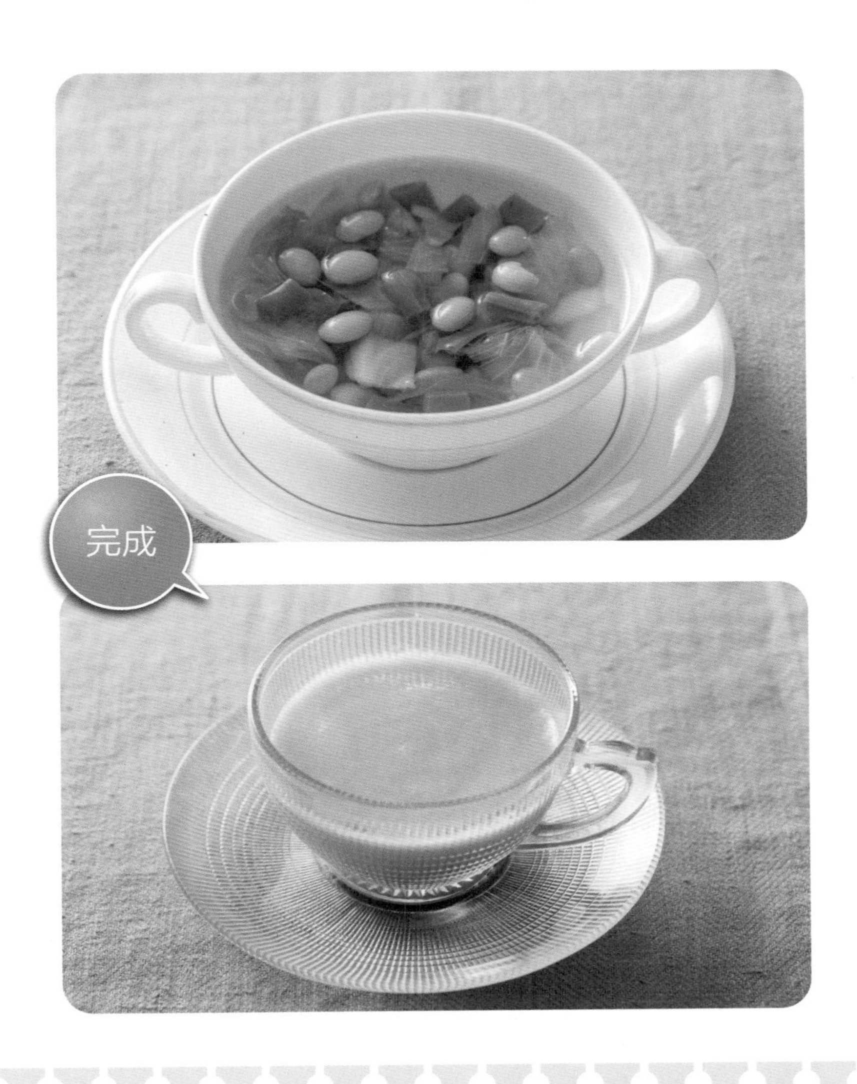

Memo

豆子等种子类蔬菜是浓缩型的生命体，包含了繁殖后代的DNA（基因），还有培养DNA的营养素。它们含有强大的抗氧化物质，帮助生命抵御紫外线、昆虫、微生物的侵害。小豆、黑豆和大豆也十分推荐（提前在水里泡一晚，将豆子泡发后再使用）。

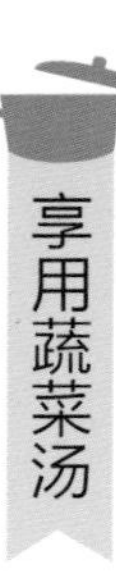

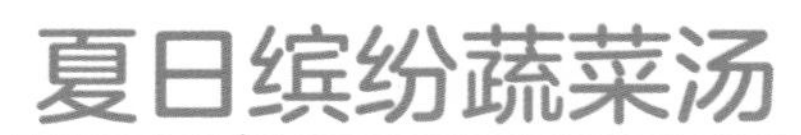

夏日缤纷蔬菜汤

番茄、苦瓜、茄子、彩椒

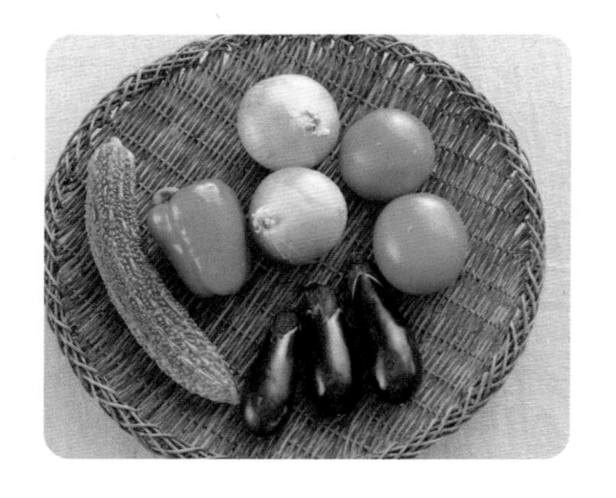

【食材】做好后约800~900 ml

番茄 ················1 个（中等大小）
苦瓜、茄子、彩椒、洋葱
······································共 100 g
水 ······································ 900 ml

【制作方法】

1. 将蔬菜清洗干净。

2. 番茄带皮切成适口大小的块状。洋葱剥皮后切成适口大小的块状。苦瓜竖着切开，去籽后切成薄片。茄子切成适口大小的块状。彩椒去掉蒂和籽后切成适口大小的块状。

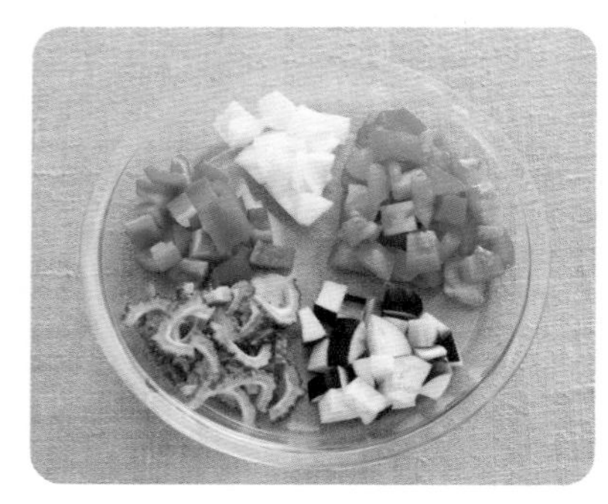

各类食材大致的量

3. 把步骤2的蔬菜放入锅中，加水然后盖上锅盖开火熬煮。快煮沸的时候把火调小，再煮30分钟左右，直到蔬菜变软。

4. 如果要做蔬菜浓汤，就等步骤3的蔬菜汤冷却之后，用手持搅拌机或料理机把蔬菜汤搅拌、粉碎。

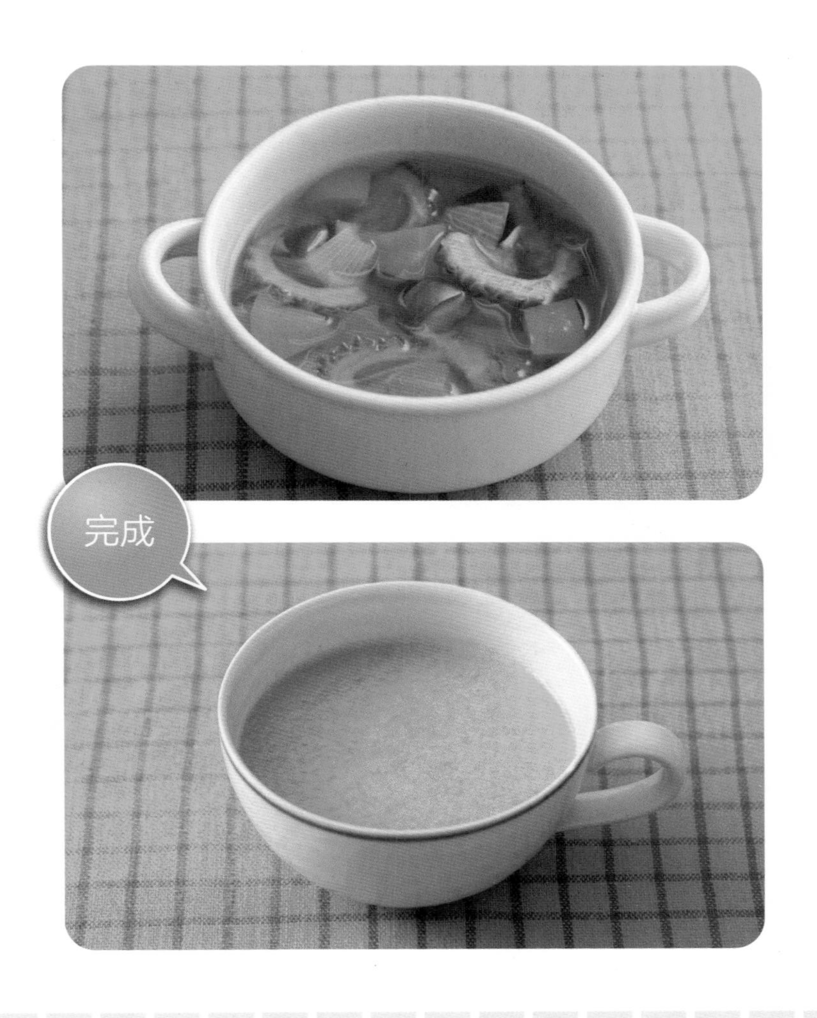

Memo

夏天人们经常会感到身体乏力，这款汤里苦瓜的苦味能让身体恢复活力。苦瓜的苦味来源于有抗氧化作用的植化素。苦瓜含有丰富的β-胡萝卜素和维生素C。苦瓜、茄子、番茄、彩椒等夏季蔬菜组合起来的这款蔬菜汤，可以帮助大家应对“苦夏”，顺利度过炎热的夏天。特别热的时候，做成蔬菜冷汤也很不错。

甜菜和番茄蔬菜汤

甜菜、番茄

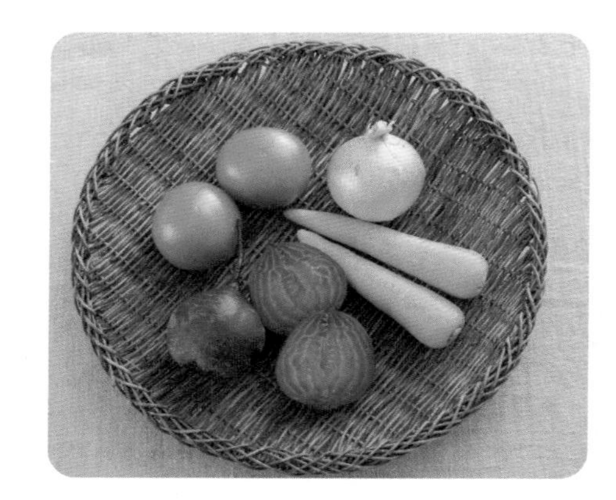

【食材】做好后约800~900 ml

甜菜（煮熟）……………………150 g
番茄、胡萝卜、洋葱
……………………………………共 150 g
醋 ……………………………………少许
甜菜汁、水…………………… 共 900 ml

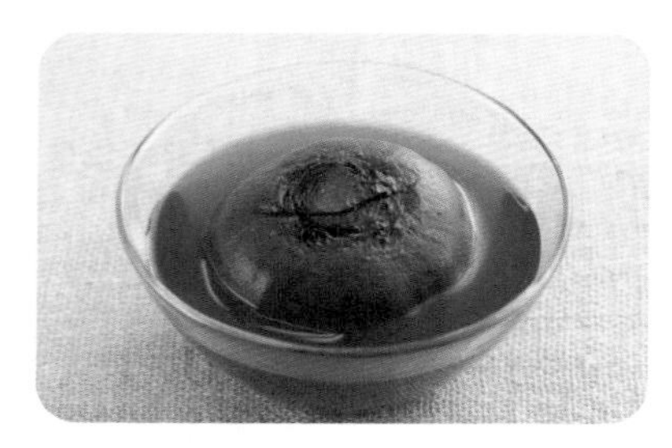

煮好的甜菜（带皮直接煮）

【制作方法】

1. 先煮甜菜。把甜菜根洗干净，放入锅中，加水盖过甜菜表面，放少许醋，开火煮。煮沸之后转小火，盖上锅盖后再煮15~30分钟，煮到用筷子可以轻易刺穿的软硬程度。煮好后连甜菜带汤放凉（参考右侧的照片）。甜菜汁先放在一边。甜菜大小不一，所以煮的时间要随之调整。

2. 把步骤1里煮好的甜菜带皮切成适口大小的块状。番茄和胡萝卜均带皮切成适口大小的块状。洋葱剥皮后切成适口大小的块状。

3. 把步骤2的蔬菜和煮好的甜菜汁、水一起放入锅中，开火熬煮。快沸腾时把火调小，再煮30分钟，盖上锅盖把蔬菜煮软。

4. 如果要做蔬菜浓汤，就等步骤3的蔬菜汤冷却之后，用手持搅拌机或料理机把蔬菜汤搅拌、粉碎。

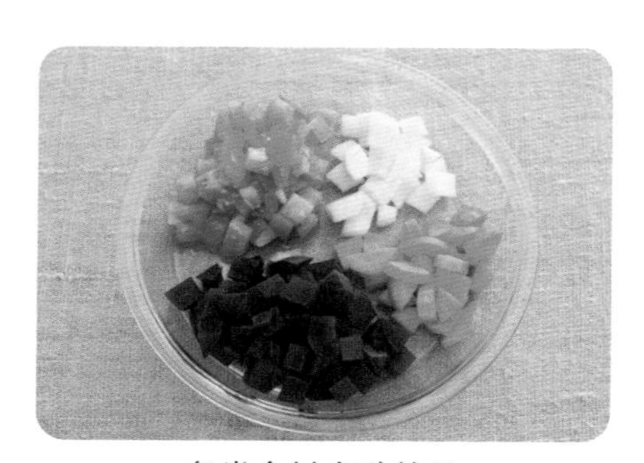

各类食材大致的量

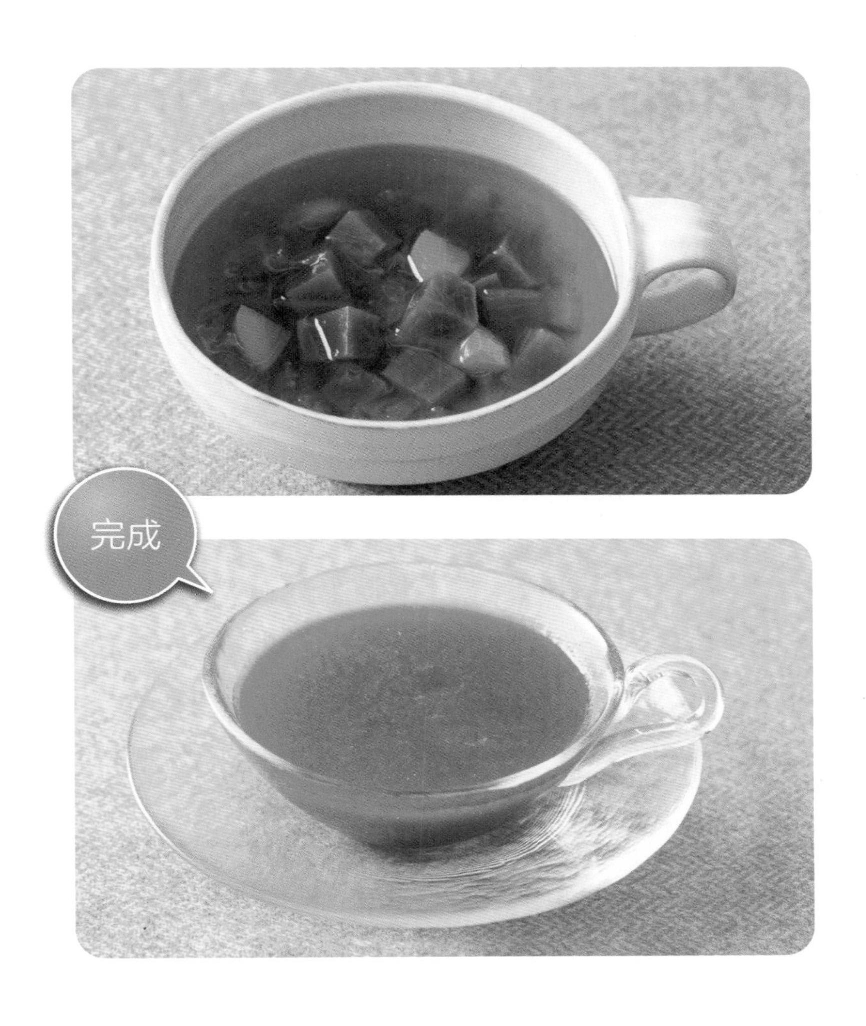

Memo

甜菜是罗宋汤里常用的根茎类蔬菜。大家对甜菜虽然还不太熟悉，但其实这是一种营养价值非常高、富含抗氧化物质的蔬菜。多吃甜菜能增加体内的一氧化氮，从而达到软化血管、促进血液循环的作用。煮出来的甜菜汁是鲜艳的紫红色，其中富含的色素有很强的抗氧化作用。

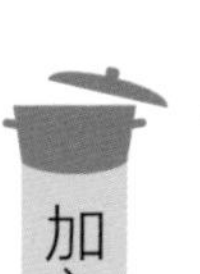

蔬菜汤的汤底是溶进了蔬菜鲜美成分的“蔬菜汤底”。如果觉得这样有点寡淡，或者吃不下去，可以搭配添加了其他食材的“汤底”。这样不仅可以增添风味，让口感更丰富，营养成分也会更加均衡。

海带和香菇

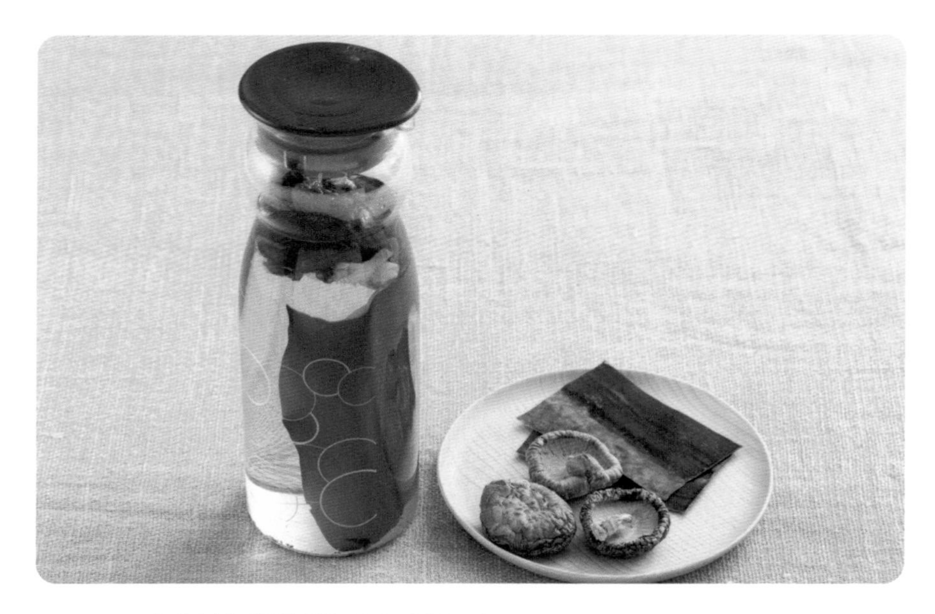

【食材】做好后约800~900 ml

海带………………………………… 2片（5 cm × 10 cm大小）

干香菇 ……………………………………………………3~4 小朵

（对于900 ml的水量）

【制作方法】

1. 海带和干香菇前一晚用水泡上，放进冰箱里冷藏。

2. 做蔬菜汤的时候，用步骤1里泡海带香菇的水代替普通的水。香菇切成薄片，可以当作蔬菜汤里的底料。

木鱼花

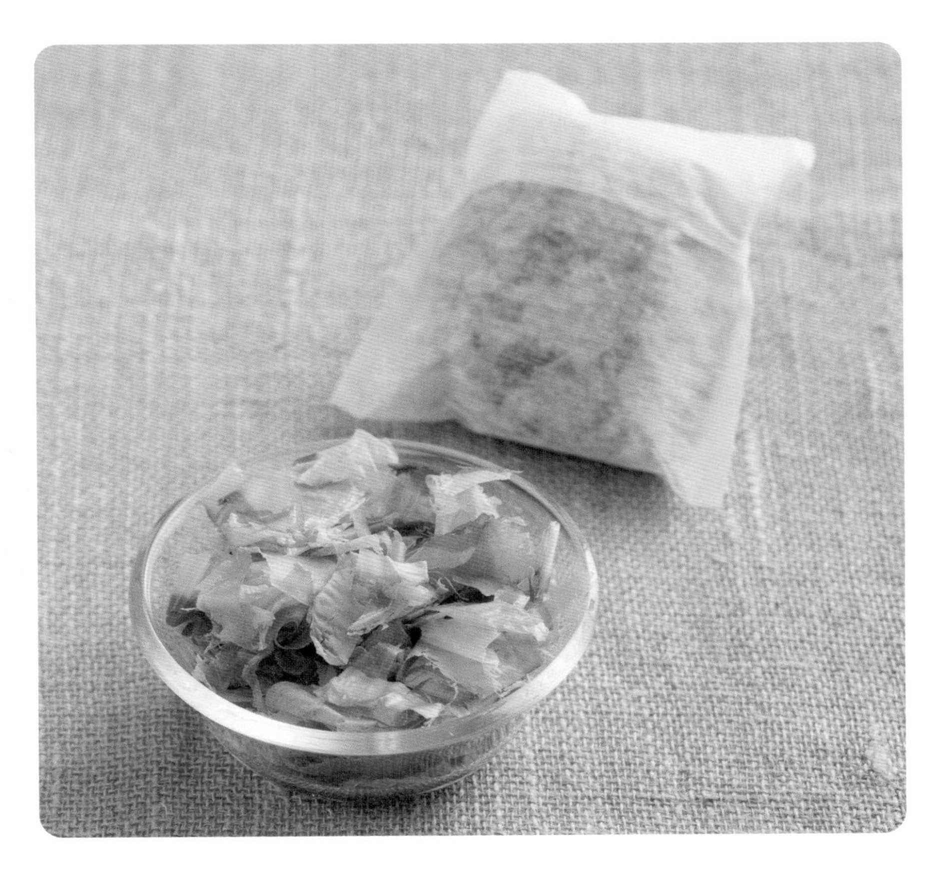

【食材】做好后约800~900 ml

木鱼花…………………………约6 g（装入无纺布袋里，装1~2袋）
（对于900 ml的水量）

【制作方法】

1. 把蔬菜和装有木鱼花的袋子一起放入锅中，加水煮。

2. 汤放凉后把袋子取出来。

鸡肉汤

【食材】

鸡胸肉……………1块（200~250 g）
水……………………………………约1200 ml
（水量没过鸡胸肉）

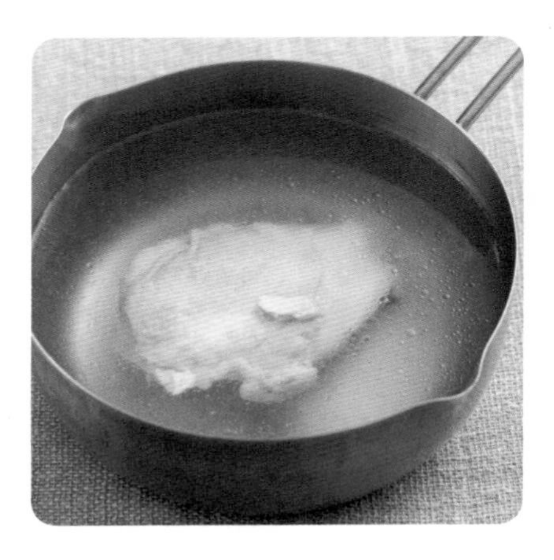

*为了充分加热鸡胸肉，水量一定要没过鸡胸肉，煮的时候一定要盖上锅盖。

*鸡胸肉是蔬菜汤的点缀，蘸柚子醋或芥末酱油吃。

【制作方法】

1. 把鸡胸肉拿到室温下回温（从冰箱冷藏室里拿出来放10分钟，加热效果会更好）。
2. 把水加入锅中烧开。
3. 将整块鸡胸肉放进开水里煮，直至鸡胸肉熟透。
4. 将厨房纸盖在煮好的鸡肉汤上，然后盖上锅盖并关火，让汤自然冷却。
5. 放凉之后拿出鸡肉，用厨房纸过滤一下汤汁，清淡的鸡肉汤就做好了。
6. 在制作蔬菜汤的时候把鸡肉汤加进去。

Memo

鸡肉富含蛋白质（氨基酸），蛋白质在保持、增加肌肉的量上起着很重要的作用。建议容易营养不足的老年人和肝病患者多喝鸡肉汤底的蔬菜汤。添加了鸡骨头的蔬菜汤还能补充胶原蛋白，也非常不错。

贝类

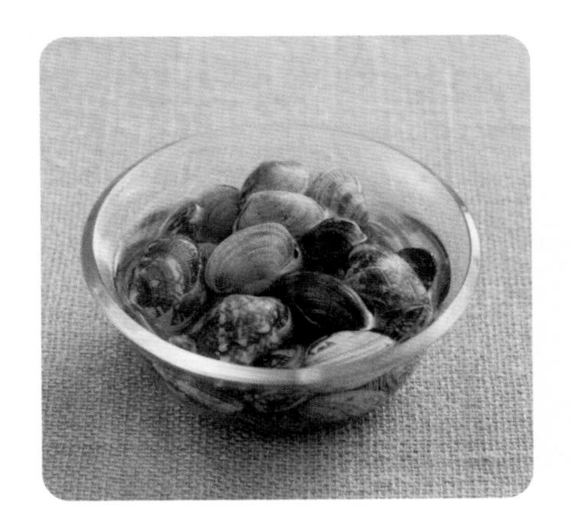

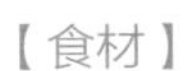

【食材】

蛤蜊……………………………………10个

（对于900 ml的水量）

【制作方法】

1. 蛤蜊吐沙后清洗干净。
2. 在蔬菜汤煮好前的7~8分钟，把蛤蜊放进去。
3. 蔬菜汤煮好后，去掉蛤蜊的壳。

小鱼干

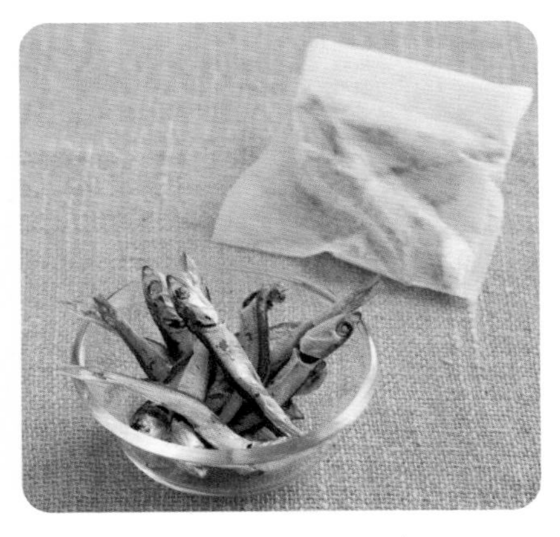

【食材】

小鱼干……………………………………7~8条

（装入无纺布袋里，对于900 ml的水量）

【制作方法】

1. 把蔬菜和装有小鱼干的袋子一起放入锅中，加水煮。
2. 煮沸后盖上锅盖并关火，让汤自然冷却。
3. 蔬菜汤冷却之后把小鱼干取出。

* 蛤蜊吐沙的时候，要摆放进一个方形平底盘里（不要堆放在一起，一定要分开放），然后往盘子里倒盐水（接近于海水的浓度），接着拿一张报纸盖在上面，让光线变暗，这样放置3~4个小时。夏天要放进冰箱里。这样的操作可以使蛤蜊更加活跃，从而把壳中的沙子吐干净。

加入水果，增添微微的酸甜味道

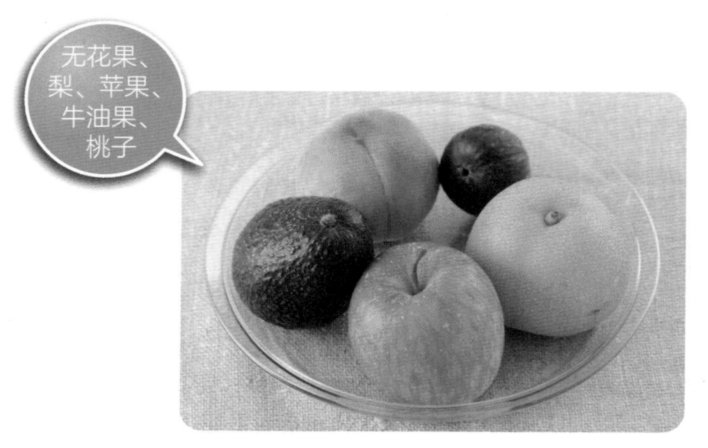

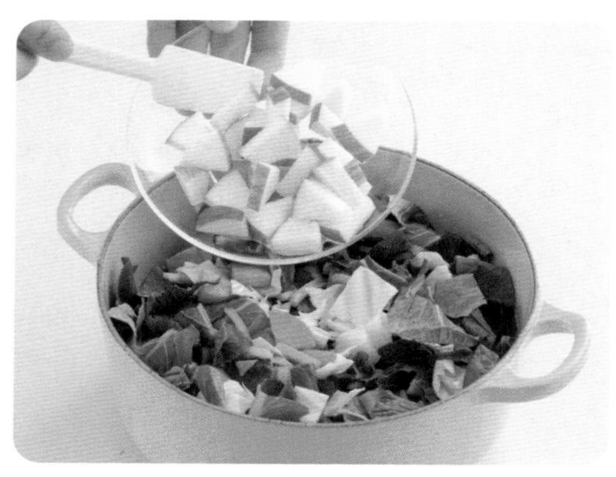

图片里的是苹果。把苹果切成小块之后和蔬菜汤一起煮，或者汤煮好之后放入切好的苹果。

Memo

往蔬菜汤里加入水果，能增添一丝酸甜味道，让口感更加丰富。加入苹果、牛油果、无花果、梨、桃子等，或是你喜欢的其他水果试一下吧！夏天容易没有食欲，非常建议这样做蔬菜汤。不仅大人能喝，小孩子也能喝，他们应该会更喜欢加了水果的蔬菜汤。在欧洲，人们喜欢往蔬菜汤里加点醋。

蔬菜用油翻炒后再煮，味道更浓郁，营养吸收率也更高

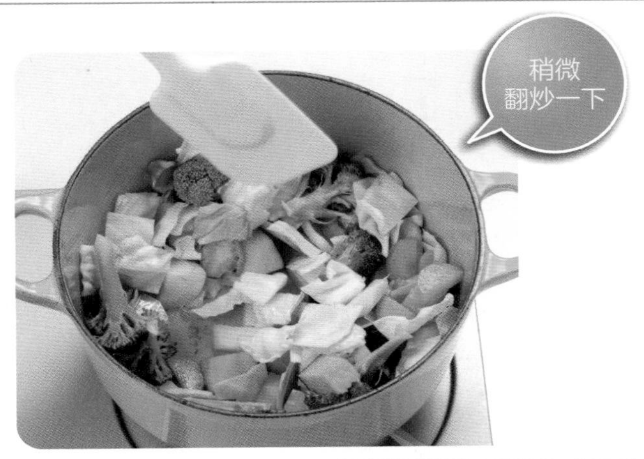

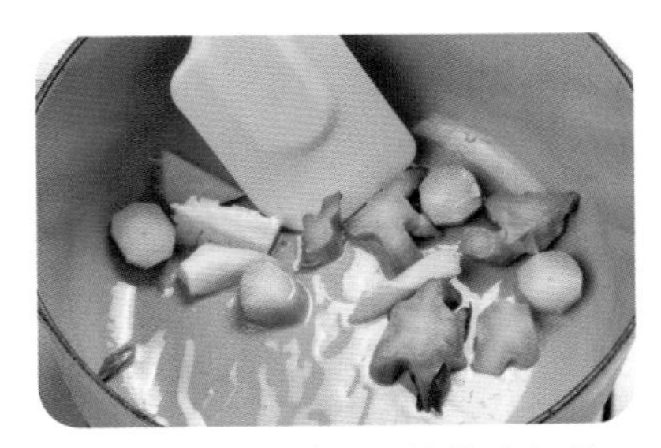

汤里放比较硬的蔬菜或根茎类蔬菜时，最好提前翻炒一下。

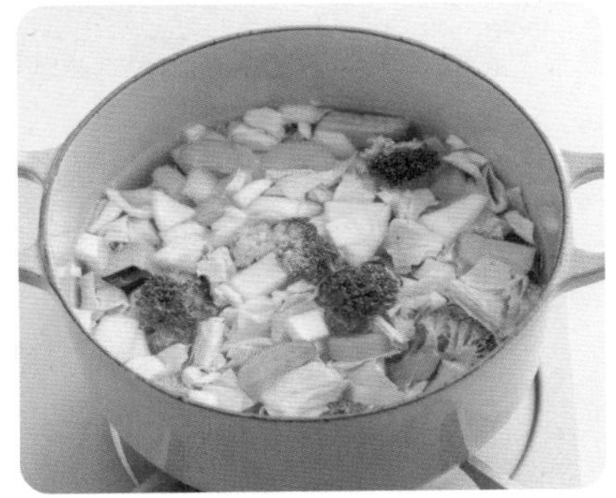

蔬菜翻炒后再煮，很快就能变软。

Memo

煮蔬菜之前用油稍微炒一下，汤会变得更香。比较硬的蔬菜或根茎类蔬菜，用油翻炒一下再煮，很快就能变软。另外，像胡萝卜、菠菜这类富含脂溶性维生素的蔬菜，用油炒过之后维生素的吸收率会更高。

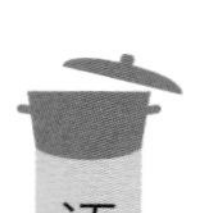

往蔬菜汤里加入肉类或牛奶，能补充动物蛋白，可以帮助因病体弱的人、因年龄大吃得少而营养不足的人恢复体力。鸡肉汤和鱼肉汤就很推荐。

加了鸡肉的蔬菜汤

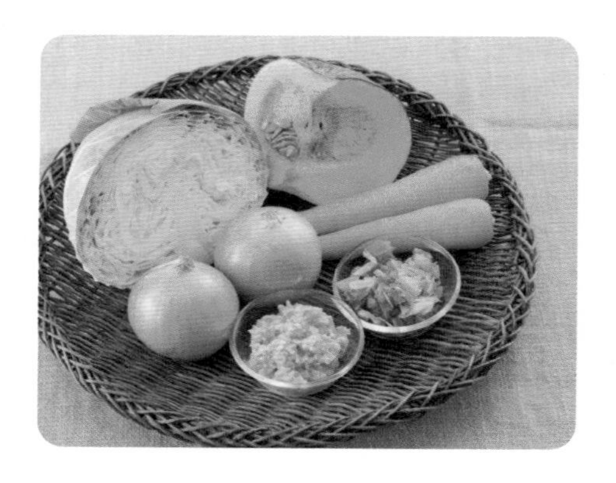

【食材】做好后约800~900 ml

洋葱、胡萝卜、卷心菜、南瓜 ……………………共 300 g
鸡肉末（鸡腿肉或者鸡胸肉）……………………100 g
水 ……………………900 ml
木鱼花 ……………………少许（装入无纺布袋里）

【制作方法】

1. 将蔬菜清洗干净。
2. 洋葱剥皮后切成适口大小。胡萝卜带皮切成适口大小的块状。卷心菜切成适口大小的块状。南瓜去籽后带皮切成适口大小。
3. 把鸡肉末放入锅中，不放油炒一下。等鸡肉变色后，往锅里加水。沸腾后把火调小，撇去浮沫。
4. 把步骤2的蔬菜和木鱼花也放入锅中，盖上锅盖煮30分钟左右，直到蔬菜变软。汤放凉之后取出装木鱼花的袋子。

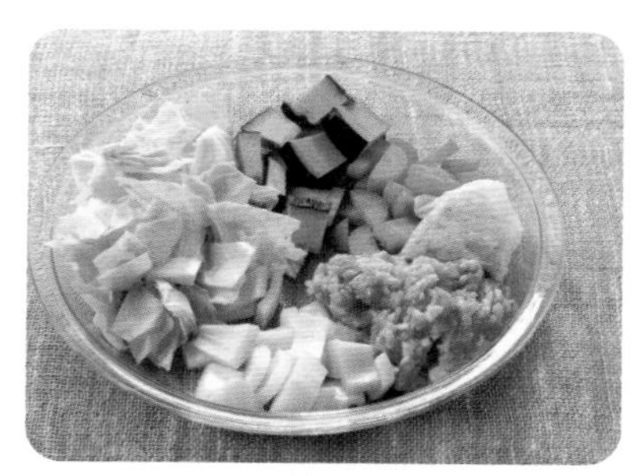

各类食材大致的量

5. 如果要做蔬菜浓汤，就等蔬菜汤冷却之后，用手持搅拌机或料理机把蔬菜汤搅拌、粉碎。

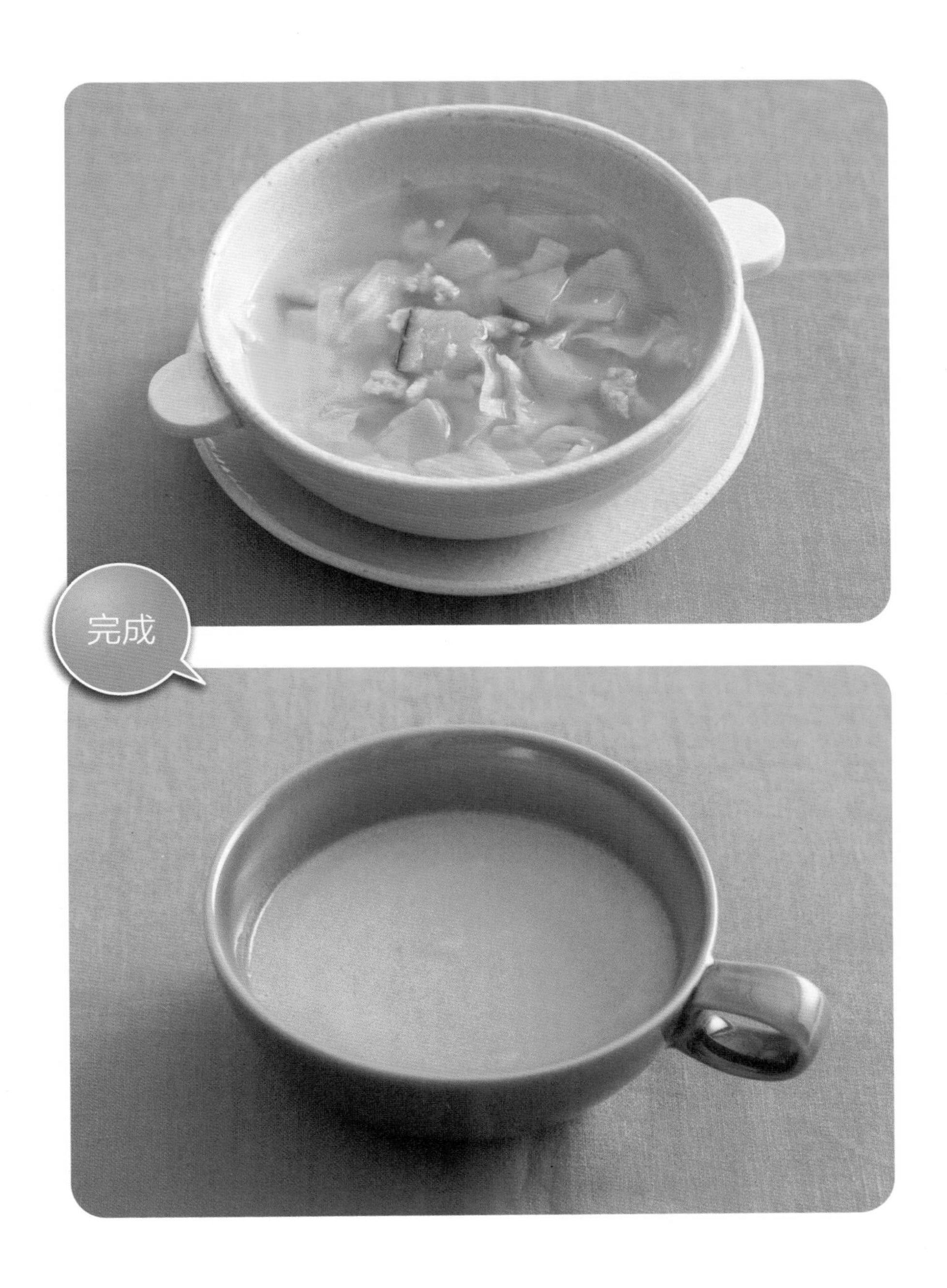
完成

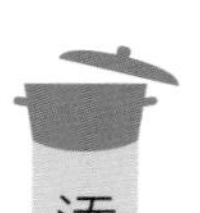

加了鱼肉的蔬菜汤

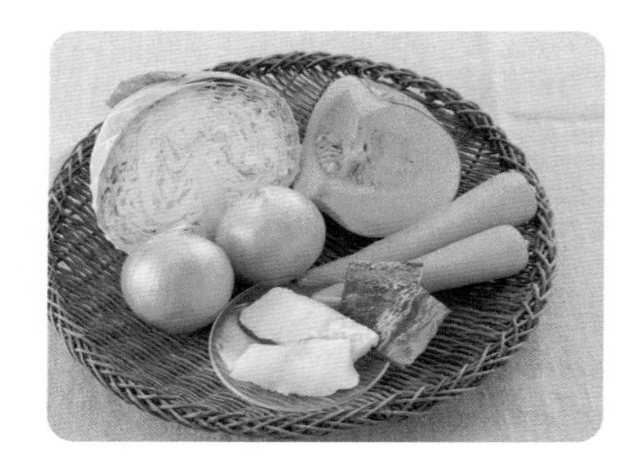

【食材】做好后约800~900 ml

洋葱、胡萝卜、卷心菜、南瓜 ……………………共 300 g

白肉鱼 ………… 2 小块（约 120 g）

水 ……………………………… 900 ml

海带……………… 2 片（5 cm × 5 cm）

【制作方法】

1. 将蔬菜清洗干净。

2. 洋葱剥皮后切成适口大小。胡萝卜带皮切成适口大小的块状。卷心菜切成适口大小的块状。南瓜去籽后带皮切成适口大小。

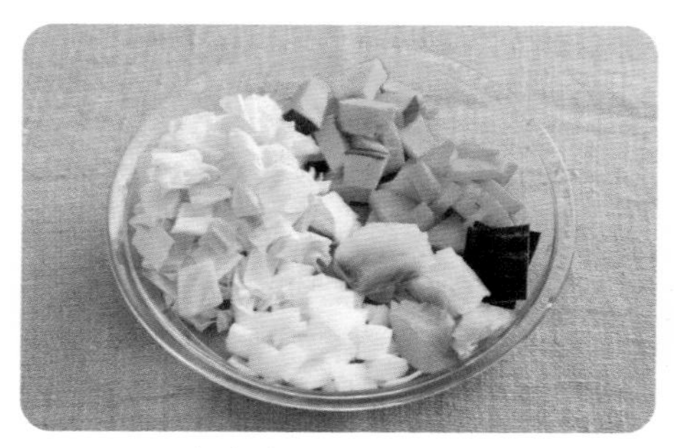

各类食材大致的量

3. 把鱼切成适口大小的块状，把鱼皮和骨头去掉，放在一边备用。然后将鱼肉用热水快速焯一下。

4. 把步骤2的蔬菜和步骤3的鱼肉、水、干海带放入锅中，开火熬煮。快煮沸的时候把火调小，盖上锅盖再煮30分钟左右，直到蔬菜变软。煮的时候注意要撇掉浮沫。煮好之后把海带捞出来。

5. 如果要做蔬菜浓汤，就等蔬菜汤冷却之后，用手持搅拌机或料理机把蔬菜汤搅拌、粉碎。

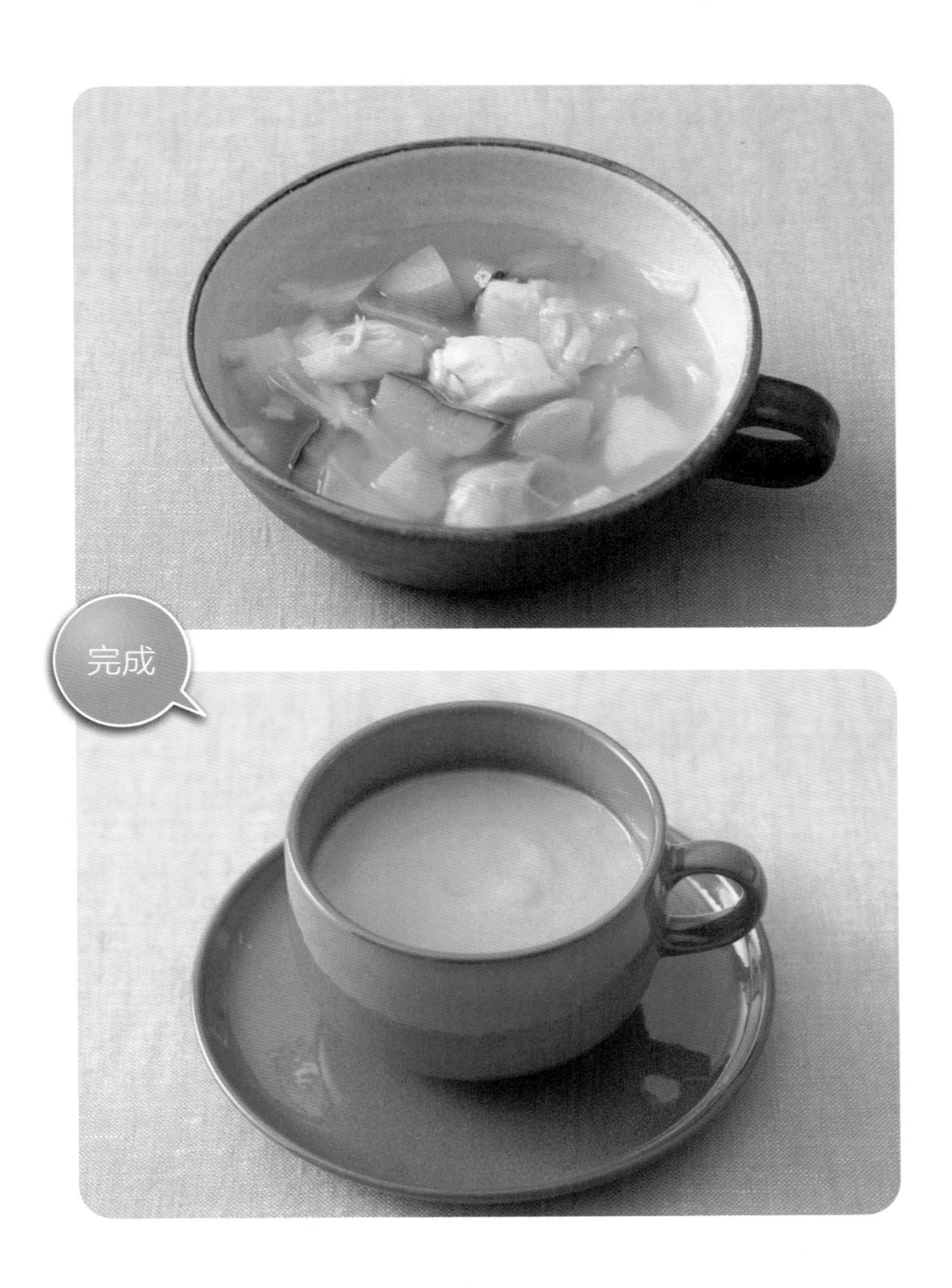
完成

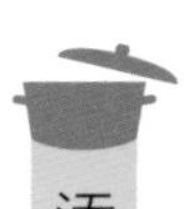

加了牛奶的蔬菜汤

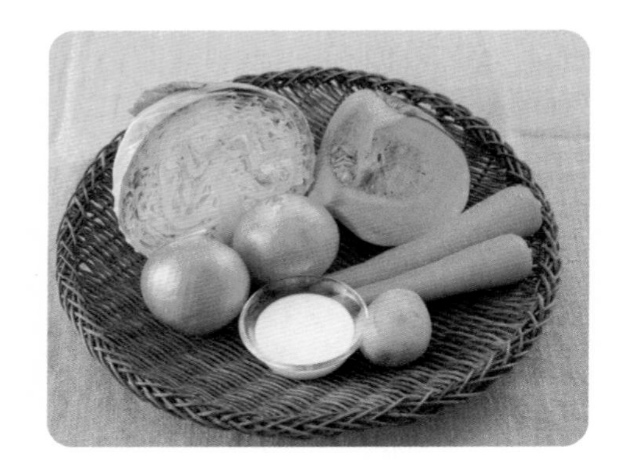

【食材】做好后约800~900 ml

洋葱、胡萝卜、卷心菜、南瓜 …… 共 300 g

水 …… 700 ml

（也可以用P32的鸡汤底代替）

牛奶 …… 200 ml

土豆 …… 1/2 颗（约 60 g）

【制作方法】

1. 将蔬菜清洗干净。

2. 洋葱剥皮后切成适口大小。胡萝卜带皮切成适口大小的块状。卷心菜切成适口大小的块状。南瓜去籽后带皮切成适口大小。

3. 把步骤2的蔬菜和水放入锅中，开火熬煮。快煮沸的时候把火调小，盖上锅盖再煮30分钟左右，直到蔬菜变软。

4. 蔬菜煮软后，往锅里加入牛奶、洗好后带皮切碎的土豆。然后一边搅动，一边继续熬煮。一直用小火煮，直到汤变浓稠。

5. 如果要做蔬菜浓汤，就等蔬菜汤冷却之后，用手持搅拌机或料理机把蔬菜汤搅拌、粉碎。

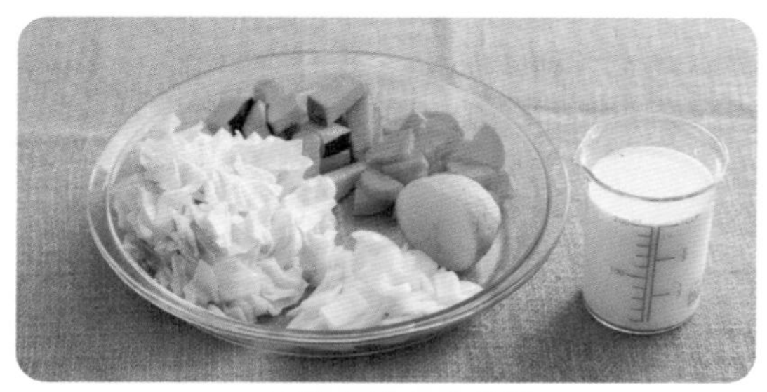

各类食材大致的量

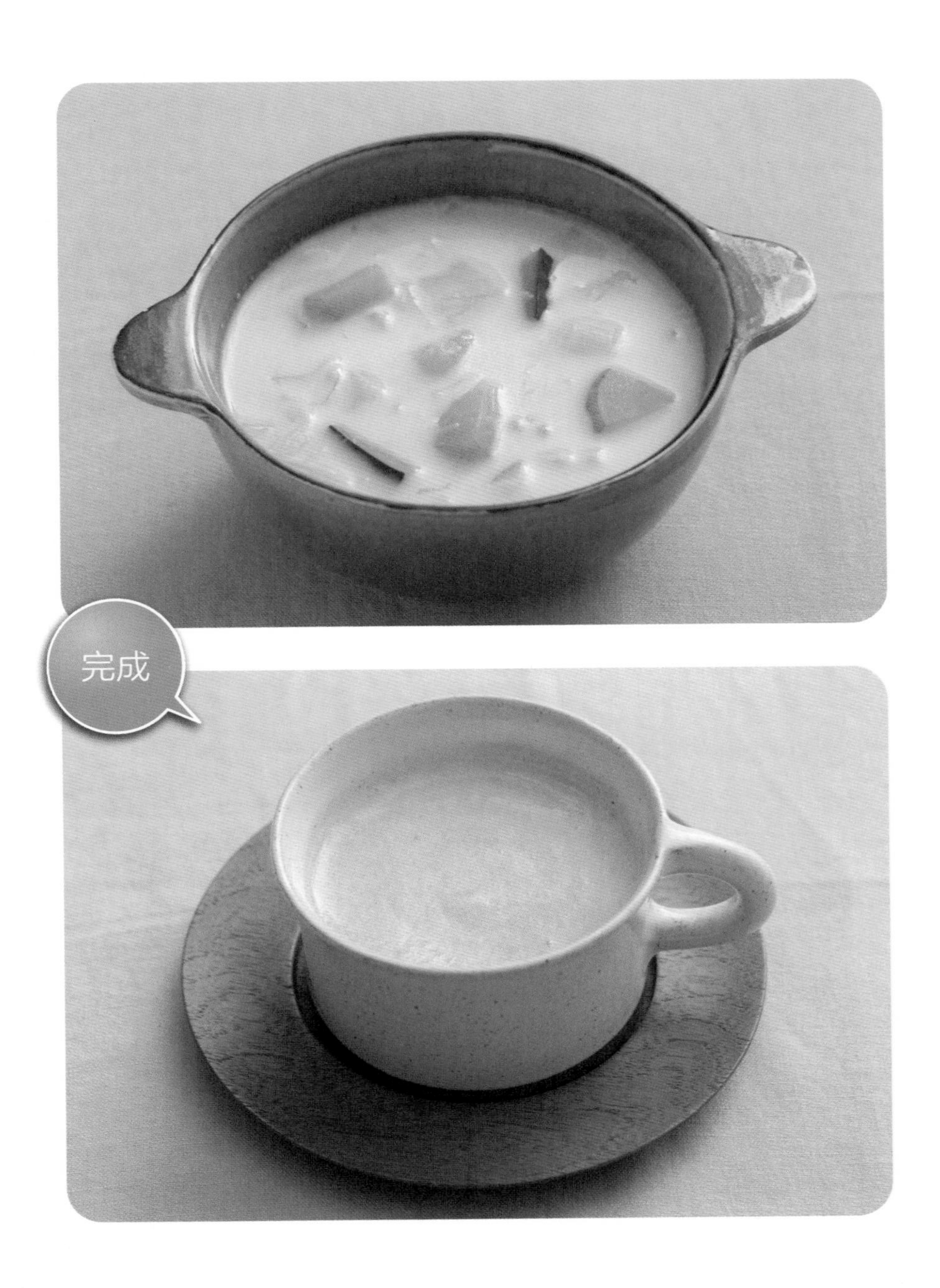
完成

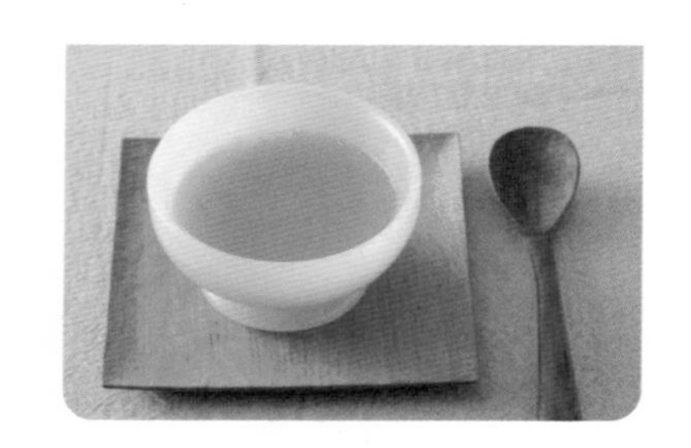

胡萝卜蔬菜浓汤

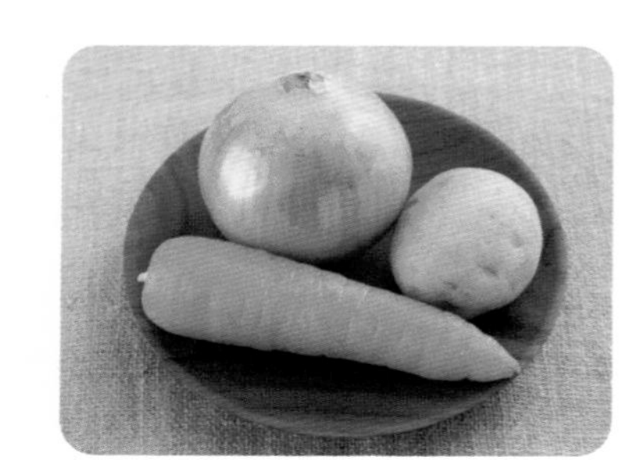

【食材】做好后约800~900 ml

洋葱、土豆……………………共 100 g
胡萝卜……………………………200 g
水…………………………………900 ml

【制作方法】

1. 将蔬菜清洗干净。
2. 洋葱剥皮后切成适口大小。胡萝卜和土豆都带皮切成适口大小的块状。
3. 把步骤2的蔬菜和水放入锅中，开火熬煮。快煮沸的时候把火调小，盖上锅盖再煮30分钟左右，直到蔬菜变软。
4. 等蔬菜汤冷却之后，用手持搅拌机或料理机把蔬菜汤搅拌、粉碎。

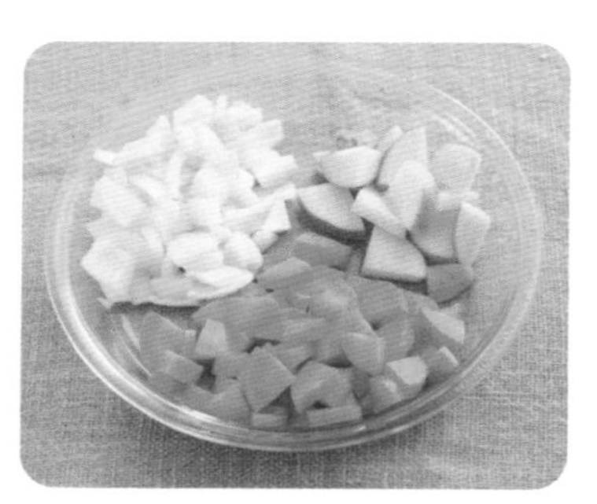

各类食材大致的量

Memo

蔬菜浓汤口感顺滑、容易吞咽，可以作为吞咬能力较弱的患者的护理餐。汤很浓稠，蔬菜的营养都溶入汤汁里了，只喝汤就能恢复体力，同时有助于避免营养不足。还可以把面包撕成小块放进汤里，汤会变得更黏稠，营养价值也更高。

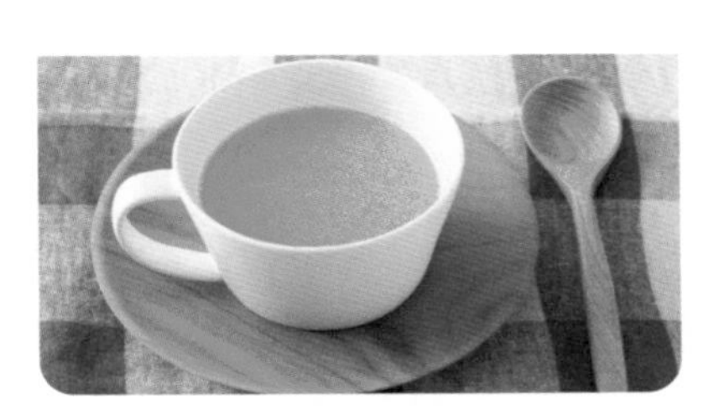

南瓜浓汤

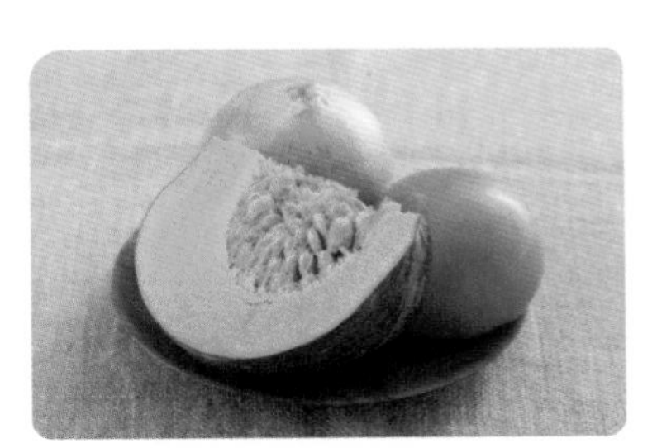

【食材】做好后约800~900 ml

洋葱、番茄 ································ 共 100 g
南瓜 ·· 200 g
水 ·· 900 ml

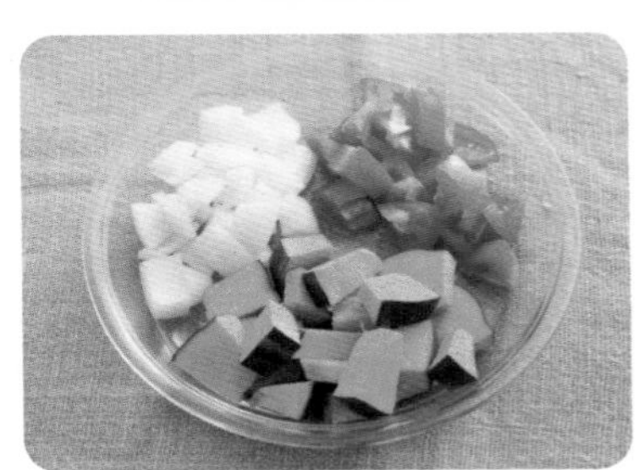

各类食材大致的量

【制作方法】

1. 将蔬菜清洗干净。

2. 洋葱剥皮后切成适口大小。番茄带皮切成适口大小的块状。南瓜去籽后带皮切成适口大小。南瓜瓤在做浓汤时可以产生甜味，所以要保留。

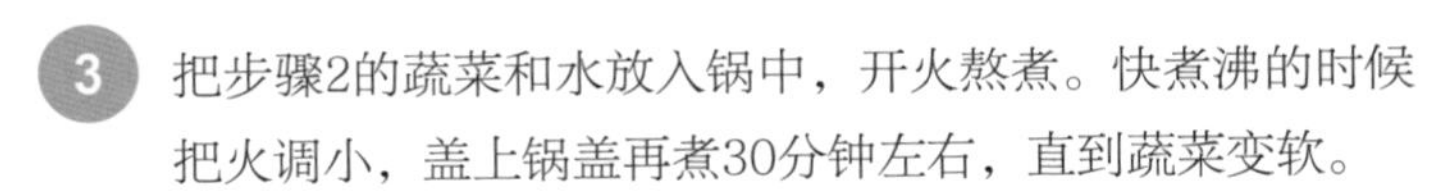

3. 把步骤2的蔬菜和水放入锅中，开火熬煮。快煮沸的时候把火调小，盖上锅盖再煮30分钟左右，直到蔬菜变软。

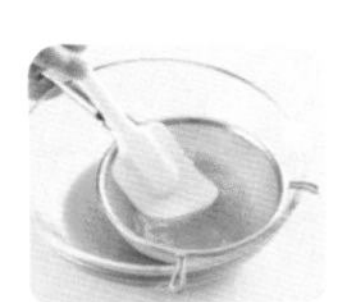

如果想要更顺滑细腻，可以用滤网过滤一下。

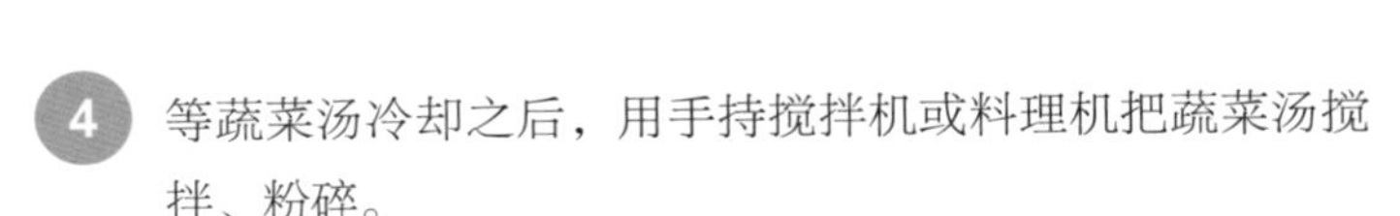

4. 等蔬菜汤冷却之后，用手持搅拌机或料理机把蔬菜汤搅拌、粉碎。

Memo

饮食在维持身体功能正常运转方面起着非常重要的作用，食欲也会帮助患者提升生存欲望。选择蔬菜浓汤作为护理餐的时候，最好剥掉蔬菜的皮，或者煮的时间长一些，这样会更软糯，方便患者进食。还可以增加一些调味料，以促进食欲。灵活运用蔬菜汤，享受饮食的乐趣，但要注意喝汤时不要呛到。

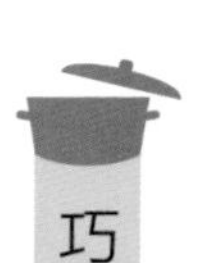

蔬菜汤提前做好后，只需要几道简单的工序，就能变成一道美味的菜肴。蔬菜汤可以运用在各种各样的料理中，比如味噌汤、西式炖菜、煮菜、面类等。添加肉类还能变成另一款美味的菜肴。下面我将要介绍的是咖喱和杂烩粥。

用蔬菜浓汤做鸡肉咖喱

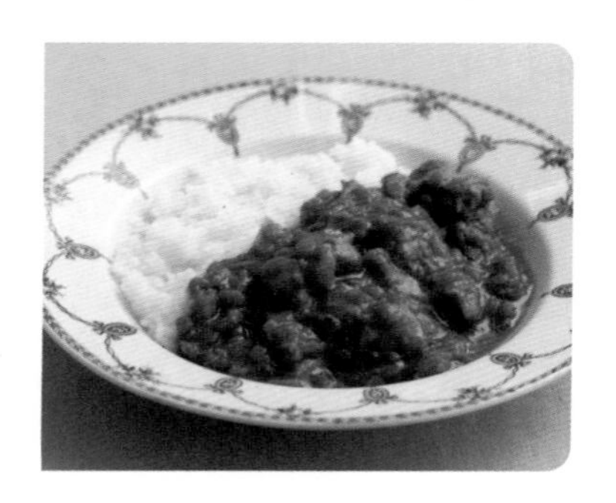

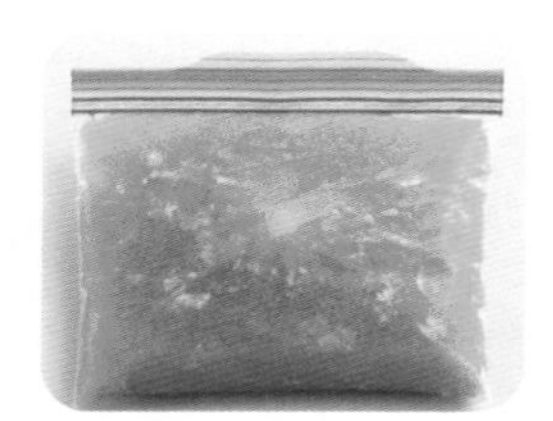

预制蔬菜汤

【食材】

蔬菜浓汤 ………………… 约 200 ml
番茄 …………1 个（中等大小）
大蒜、生姜 ………………… 各 1 片
鸡腿肉 ………………………… 1/2 块
盐 ……………………………… 少许
咖喱粉 …………1/2 大勺 ~1 大勺
橄榄油 ………………………… 适量

【制作方法】

1. 洋葱去皮后切成大块。
2. 大蒜、生姜切碎，浸泡在50 ml水中。
3. 番茄带皮切成小丁。
4. 鸡腿肉切成适口大小的块状，撒上盐放在一边备用。
5. 洋葱、橄榄油放进平底锅里，用中火翻炒，炒到洋葱变成褐色。洋葱变色之后，把步骤2的大蒜生姜水放入锅中，翻炒至汁水收干。然后再把步骤3的番茄放入锅中，继续翻炒，把番茄的汁炒干。最后加入咖喱粉翻炒，再加入蔬菜汤。
6. 等汤煮沸后把步骤4的鸡腿肉放进汤里，盖上锅盖，用小火熬煮20分钟。
7. 用盐调一下味，浇在米饭上。

用大块蔬菜汤做杂烩粥

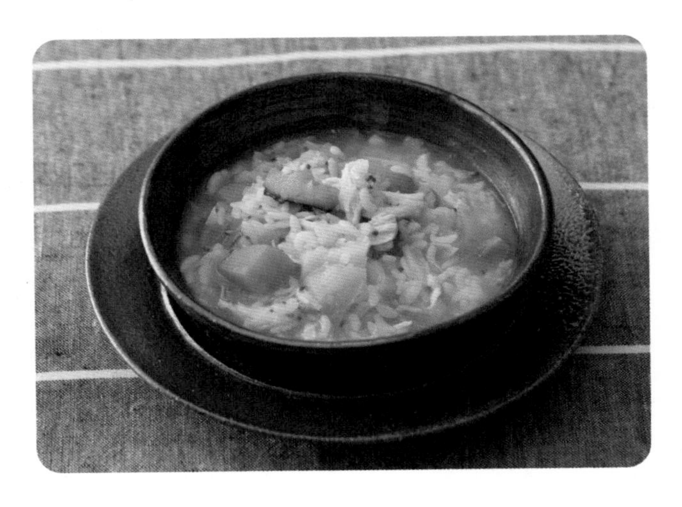

【食材】

大块蔬菜汤 ························ 300 g
米饭 ································ 1/2 碗
水煮鸡胸肉 ························ 适量
*水煮鸡胸肉的制作方法可参照P32
盐 ····································· 少许

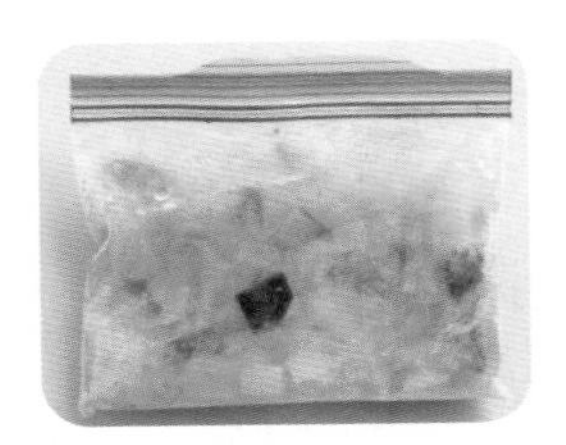

预制蔬菜汤

【制作方法】

1. 把蔬菜汤、米饭和切好的水煮鸡胸肉放入锅中，开火熬煮，直到把米饭煮软。
2. 添加少许盐调味。

Memo

预制蔬菜汤做好的时候先不要调味，等加工制作的时候再调味，这样能做的料理就更多了。

2018年的夏天，我在法国参加了业内的一个学习会议，顺便去了趟西班牙。在西班牙，我到访了巴斯克，尝到了广受日本媒体称赞的“世界上最美味的汤”。

照片拍的是在巴斯克的一个小渔村里，一家平价餐厅的汤。这款汤是用蔬菜和当地捕获的新鲜鱼类一起慢慢熬出来的，味道非常浓郁。

我在其他餐厅还尝到了用肉棒骨熬制的汤底做成的蔬菜汤。这里所有的汤都是选用大众熟悉的新鲜食材做成的乡土料理。

“世界上最美味的汤”不仅营养丰富，而且有着巴斯克寻常人家的味道。

【西班牙巴斯克的汤】

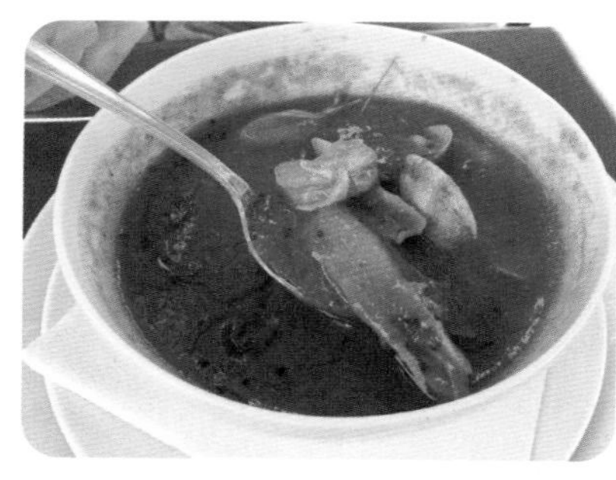

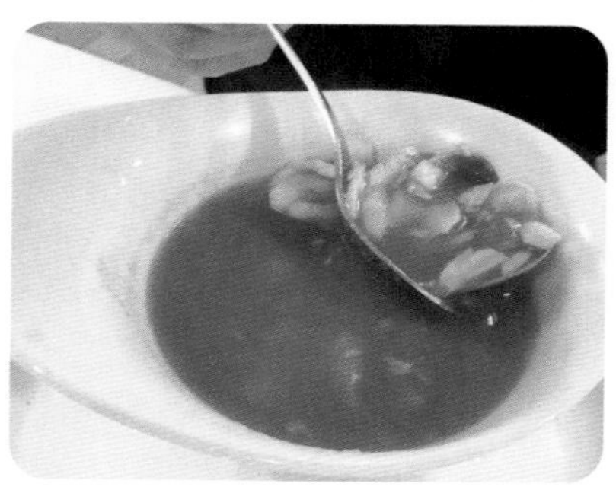

蔬菜和当地现捕的鱼类慢慢熬制的汤

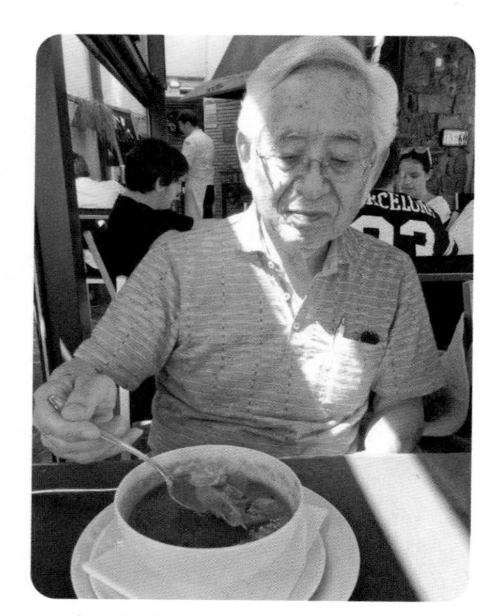

在巴斯克渔村的一家平民餐厅里

【我家的蔬菜汤和食材】

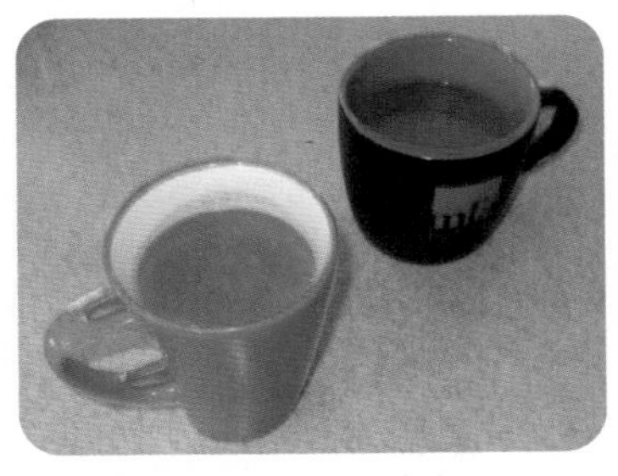

用蔬菜汤开启一天

这是我心爱的马克杯，已经用了五年。我每天早上用马克杯喝250~300 ml蔬菜汤。我的很多餐具都在熊本大地震中坏掉了，但这个马克杯完好无损。

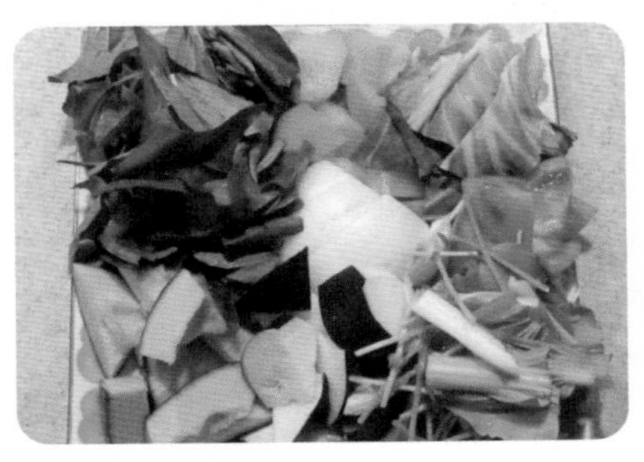

食材每次都不一样，
冰箱里剩下的蔬菜都可以用

从左上角起顺时针依次是辣椒叶、胡萝卜、卷心菜（外侧的菜叶）、番茄、小松菜、木耳菜、京水菜的茎、小白菜的茎、小松菜的茎、茄子、南瓜、洋葱。

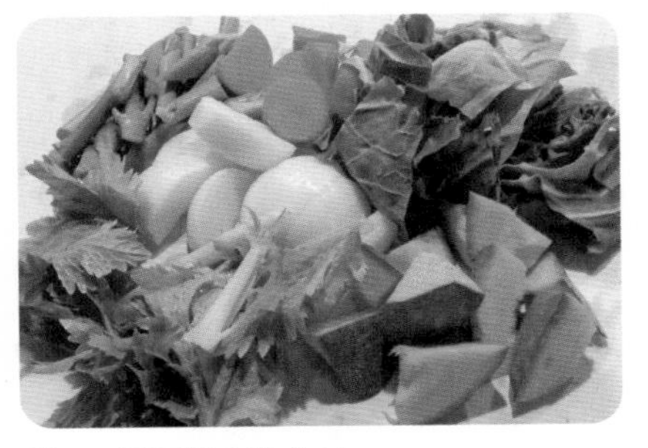

某一天蔬菜汤的食材，
以应季蔬菜为主

从左上角起顺时针依次是西蓝花的茎、胡萝卜、卷心菜（外侧的菜叶）、南瓜、芹菜、洋葱。

我家的蔬菜汤做法很简单，就是用清水把蔬菜煮熟，然后打成蔬菜浓汤，每天早上喝。我每天的早餐是面包搭配蔬菜浓汤、鲜榨果汁和咖啡。

晚餐会吃肉类，但也一定少不了蔬菜。做炖菜的时候除了肉类，我还会放入大量的番茄、芹菜、卷心菜、洋葱等蔬菜。做鱼的时候我也会搭配大量的蔬菜。除此之外，我还经常吃加了许多蔬菜的味噌汤和热菜。

因为每天都要喝蔬菜汤，所以制作方法要简单，花销也不能太高，最重要的是要美味可口。

前田家的蔬菜汤制作方法

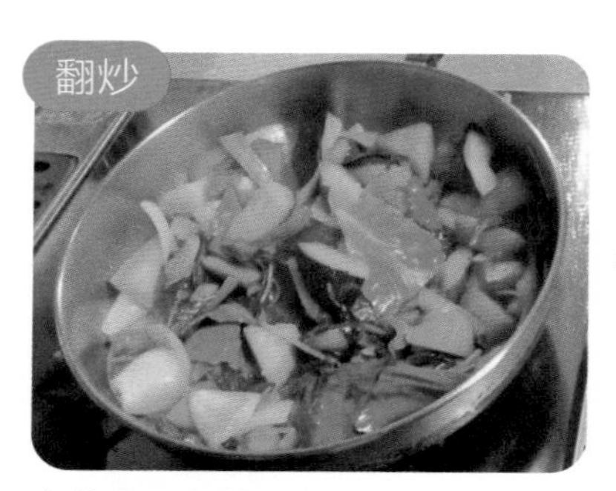

煮蔬菜汤之前，先用油翻炒一下菜芯、菜茎和比较硬的蔬菜，这样煮的时候很快就能变软。

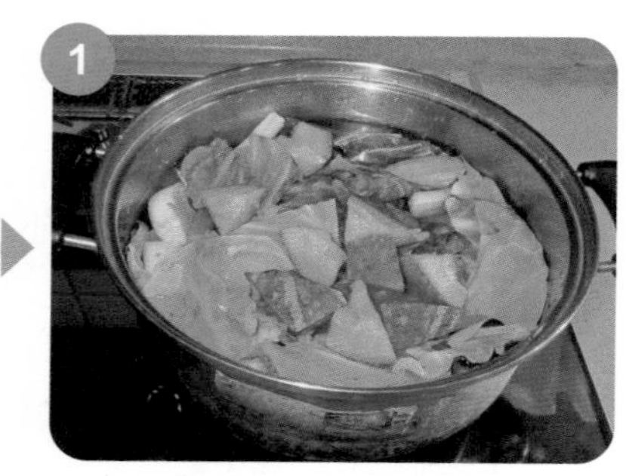

把蔬菜和水放入锅中熬煮。

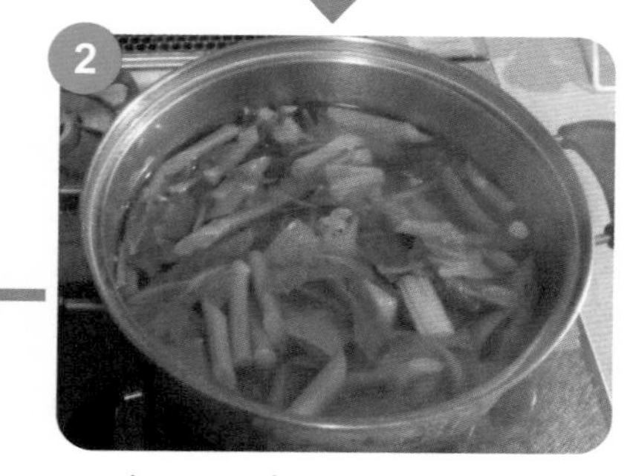

煮30~60分钟，把蔬菜煮软。

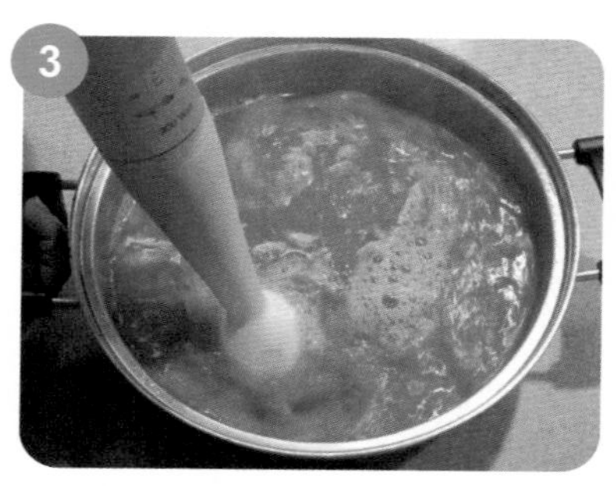

等蔬菜汤放凉之后，用手持搅拌机把蔬菜汤搅拌、粉碎。

4

完成。

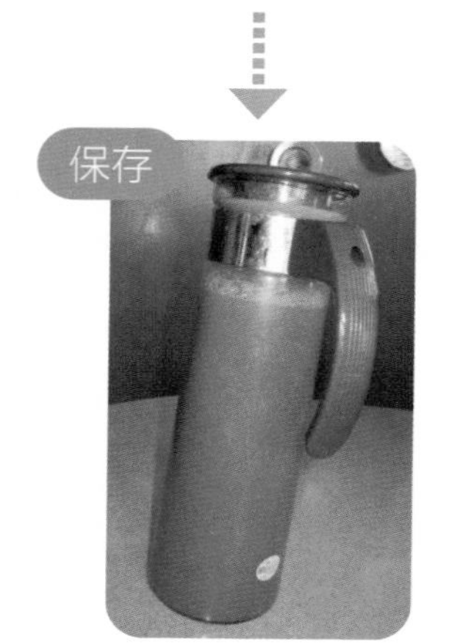

一次性做好后，放进冰箱保存。这是两天的量。

第3章

作为一名抗癌药研究者，我推荐蔬菜汤的理由

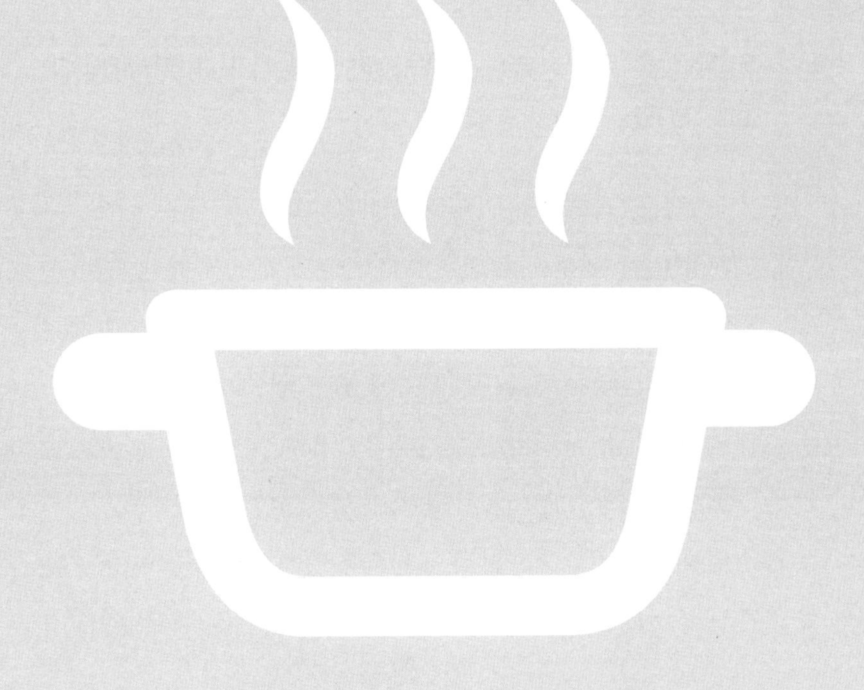

癌症研究表明：利用蔬菜汤消除体内的活性氧是有效的防癌方法

我深切感受到治疗癌症的困难，致力于研究预防癌症的方法

“有哪种饮食方式可以预防癌症吗？”

我从事癌症研究，尤其是癌症治疗方面的研究已有50多年。期间，我也花费了大量的精力在研究预防癌症的方法上。研究结果表明，喝蔬菜汤是预防癌症的有效方法。

我的本职工作是研究开发抗癌药，因为在工作中深切感受到治疗癌症的困难，所以我才开始研究预防癌症的方法。

使用抗癌药的化学疗法，通常伴随着食欲不振、呕吐、脱发以及肝肾功能和末梢神经受损等严重的副作用。产生副作用的原因在于药物不仅会攻击癌细胞，也会攻击体内的正常细胞。此外，最新的抗癌药治疗费用高昂，却达不到预期的治疗效果，这也是一个问题。

为了解决癌症治疗的这些问题，我一直致力于开发出一种抗癌药，既不损伤正常细胞，又能只针对癌细胞发挥药效。

虽然在癌症治疗领域不断有新的研究在进行，但最好的办法肯定是不患癌症，因此预防癌症至关重要。

引起癌症的是活性氧

诱发癌症的主要原因是体内的坏物质——活性氧。

活性氧中“活性”这两个字，单从字面上看会让人理解成“比普通的氧更有活性，是会让身体健康有活力的物质”。但实际上却恰恰相反，活性氧会对人体造成严重的损害。这里的活性，不是英语里的“active（积极的）”的意思，而是“reactive（反应性强）”的意思。简单地说，就是很容易和其他物质相结合的氧。

活性氧和其他物质相结合的反应叫作“氧化”。氧化现象在身边随处可见。例如，把一个苹果切开后，过段时间果肉就会变黄；铁块长时间放置在空气中就会生锈，表面变得斑驳不堪。这些都属于氧化现象。

人体内也会发生这种氧化现象。活性氧能氧化掉包裹细胞的细胞膜和细胞内的遗传因子，进而损害人体。活性氧还可以杀死入侵体内的病毒和细菌，但如果长期持续增加就会损害健康。

我们通过呼吸摄入的氧气，有2%~3%在人体内会转化成活性氧。日常生活里的紫外线、放射线、食品添加剂、二手烟、病毒、睡眠不足和压力等因素也会让体内产生活性氧。

保护身体不受活性氧伤害的方法，就是要让人体自身具备抗氧化能力，即在体内产生能消除活性氧的抗氧化酶。抗氧化能力提升了，就能防止活性氧过量增加。

但随着年龄的增长，人体的抗氧化能力会不断减弱，不能消除掉过多的活性氧。当活性氧大量增加的时候，就会损害体内正常的基因和细胞，使细胞发生变异，从而导致人罹患癌症。从癌细胞的产生、恶化、增殖到扩散转移，所有的过程都离不开活性氧。许多研究已经表明，活性氧和癌症的发生关系密切。

对抗活性氧需要吃蔬菜

那么，该如何应对活性氧这种有害物质呢？我能想到的办法就是通过摄入具有抗氧化作用的食物，来消除体内的活性氧。具体来讲，就是摄取蔬菜中含有的植化素。植化素是植物为了抵抗紫外线和微生物等外界伤害而产生的物质，是构成植物色素、香气、苦味的主要成分。

蔬菜里的植化素非常丰富，而这种物质的抗氧化能力十分强大。因为人类不能自己产生植化素，所以吃蔬菜是应对活性氧的好方法。

为了最大程度发挥蔬菜抗氧化物质的功效，应选择适宜的烹调方法。最好的方法是加热后再食用。把蔬菜煮过之后，蔬菜里的营养素就能充分溶解进汤汁里。喝蔬菜汤能增强人体抗氧化的能力，从而来对抗活性氧的攻击。

我认为，喝蔬菜汤是预防癌症的有效方法。

抑制活性氧的最佳饮食方式是喝蔬菜汤！比吃沙拉的功效强10到100倍

美国文化的流行衍生出蔬菜生吃的习惯

为了充分利用蔬菜里的抗氧化物质，消除活性氧，要选择适宜的烹饪方法。从研究结果来看，相较于沙拉，我认为蔬菜更适合做成汤食用。下面我将解释一下其中的具体理由。

蔬菜里富含的植化素通过强大的抗氧化功效，可以消除人体内的活性氧，是预防癌症的主要成分。

植化素是植物为了抵抗紫外线和微生物等外界伤害而产生的物质，是构成植物色素、香气、苦味的成分。其中的代表物质有番茄里的番茄红素、胡萝卜和南瓜里的类胡萝卜素、菠菜里的叶黄素、绿茶里的儿茶素等。

提到“吃蔬菜预防疾病”，我相信很多人都会想到做成沙拉生吃蔬菜。大口吃着堆满一碗的蔬菜沙拉，似乎会给人一种很健康的感觉。

随着美国沙拉饮食文化的流行，“生吃蔬菜很健康”的观点也在日本兴起，沙拉也成为不少亚洲国家饭桌上的常见菜。

你可能不知道，其实在以前的中国、俄罗斯、日本和法国，很少有人会直接生吃蔬菜。中国基本是用油炒菜，俄罗斯和法国是做成蔬菜汤或热菜后再吃，日本则是做成炖菜或味噌汤。

实际上，最高效地利用植化素的烹饪方法不是做成沙拉，而是把蔬菜加热后做成蔬菜汤。

不破坏蔬菜的细胞壁就无法利用其中的有效成分

大部分植化素都存在于蔬菜的细胞中（参照P56图）。包裹植物细胞的细胞壁是由纤维素和果胶组成的，其结构牢固，具有韧性，稍微咬几下是破坏不了的。细胞壁下层的细胞膜则很柔软，很容易破损。细胞壁和细胞膜就像是汽车外胎和内胎的关系。

为了析出植化素，就必须破坏掉坚韧的细胞壁。但即使是用菜刀将蔬菜切成小块，也并不能完全破坏细胞壁。因此做成沙拉，哪怕蔬菜被充分咀嚼后再咽下，纤维素也无法被完全消化掉。

破坏细胞壁的最简单的方法就是把蔬菜加热做成蔬菜汤。

不破坏掉蔬菜的细胞壁，就很难吸收有效成分

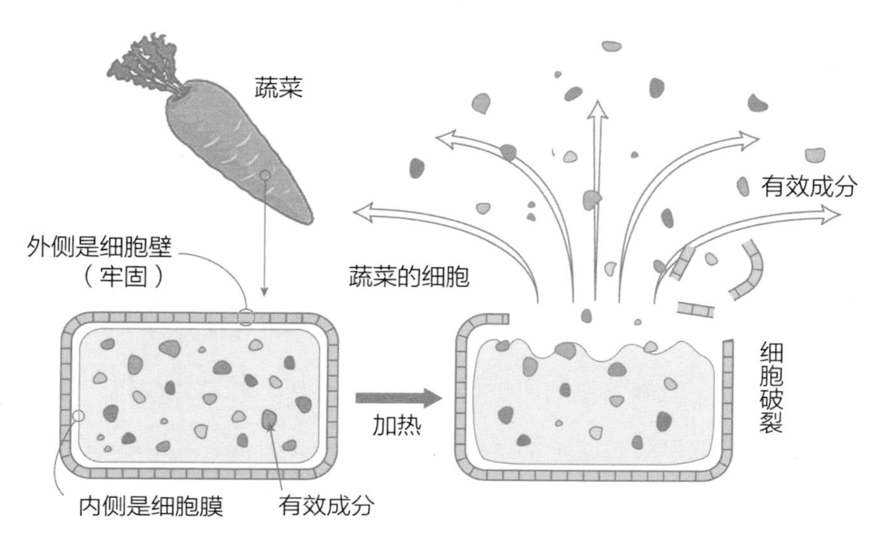

蔬菜细胞的外侧是一层牢固的细胞壁，人类咀嚼是无法完全将其破坏的。但是只需要用95~100℃的热水煮5分钟，就能破坏掉细胞壁，细胞里面80%的成分都会溶解进汤汁里。因此，把蔬菜煮成蔬菜汤能提高有效成分的吸收率。

一般情况下，只需要加热5~10分钟，细胞就能破裂，细胞内80%的有效成分就能溶解进汤里。

充分利用蔬菜有效成分的烹饪方法是做成蔬菜汤

实验表明，把蔬菜煮成汤后，其消除活性氧的功效要比生蔬菜强10到100倍（参照P58图）。

蔬菜中的多酚、类黄酮、类胡萝卜素等植化素能大量溶解在汤里，汤中维生素C、维生素K、叶酸等物质的含量非常丰

富。溶解进汤里的有效成分进入肠道内也能被更好地吸收。

相比之下，生蔬菜的有效成分则不能完全从细胞里释放出来，而是被封存在细胞内，所以无法轻易被肠道吸收。实际上，吃完生蔬菜之后去做便检可以发现，蔬菜的细胞未经消化就会被直接排出。

活性氧会引发许多病症，为了消除活性氧、预防疾病，适宜的方法不是生吃蔬菜，而是喝蔬菜汤。

加热也不会破坏维生素C，会让它留在汤里

以前经常会看到有人在美食节目上说“生吃蔬菜好”，“加热蔬菜会破坏里面的维生素C，摄取维生素C时要避免加热，最好吃生蔬菜沙拉”。但这仅仅是在实验室得出的结论。在实验中把溶有维生素C的水加热沸腾10~20分钟后，90%~100%的维生素C都被氧化分解了，丧失了营养价值。维生素C单质确实不耐热。

但把蔬菜加热做成蔬菜汤是不一样的。维生素C和维生素E、多酚等许多抗氧化物质混合在一起，即使加热也不会被完全分解，能保留一大半。土豆用沸水煮30分钟后，维生素C能保留60%。把蔬菜煮成蔬菜汤和加热单一的维生素C得到的结果完全不同。

需要注意的是，做蔬菜汤时，蔬菜的维生素C会溶解进汤里，所以最好连汤一起喝。

生蔬菜和蔬菜汤的抗氧化力比较

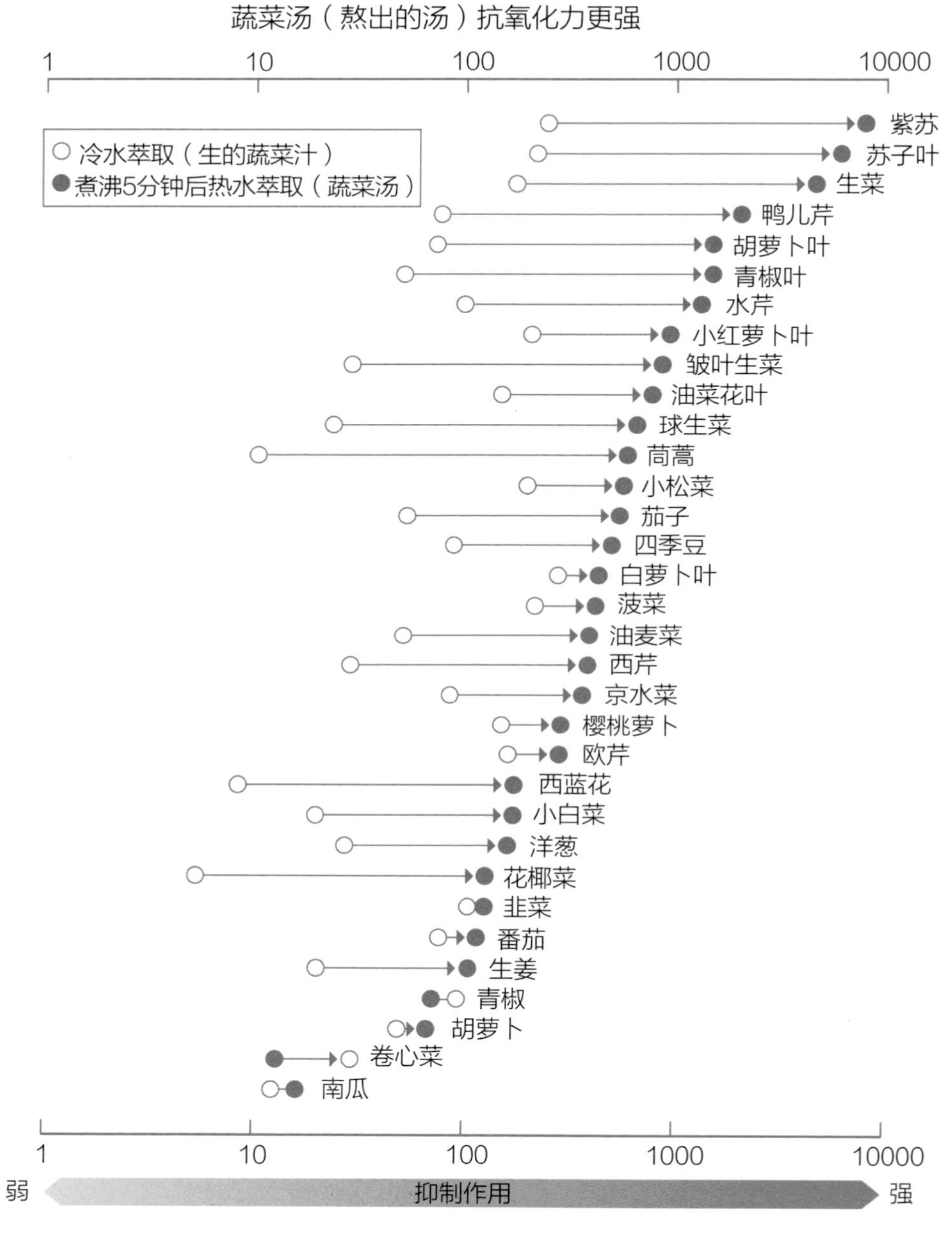

*通过对比冷水萃取和煮沸5分钟后热水萃取出的成分，分析了对脂质自由基的抗氧化能力。

*数值越大，活性越强。绝大多数蔬菜煮沸后的抗氧化能力都会上升。

给癌症康复者的建议：蔬菜汤对减轻治疗副作用和预防癌症复发也有效果

有助于减轻抗癌药和放射线导致的副作用

老龄化社会的一大问题就是癌症患病率高。不管平时生活得多么健康，我们或多或少都存在患癌的风险。

建议癌症康复者[①]在饮食中加入蔬菜汤，这样能帮助康复者应对癌症治疗，甚至最终战胜癌症。

不管是化学疗法（服用抗癌药），还是放射线疗法，都会让体内产生大量的活性氧。许多抗癌药都是通过让人体产生活性氧来杀死癌细胞的。前文已经提及过，在接受抗癌药治疗的

①确诊为癌症，正在治疗中或治疗结束的人。——作者注

过程中，被杀死的不只是癌细胞，正常细胞也会遭受损伤，因此会给人体带来许多副作用，比如呕吐、恶心、食欲不振、脱发、白细胞减少、疼痛、麻痹、肝肾功能受损等。

放射疗法也是如此。放射线诱发的活性氧会损伤包裹细胞的细胞膜，破坏细胞。放射疗法虽是精准定位到癌症病原体进行治疗的手段，但在实际治疗过程中，放射线诱发的活性氧会造成大范围的身体损害。例如，肺癌治疗中即使只针对肺部进行放射，也会产生恶心、脱发、白细胞减少和贫血等副作用。

罹患癌症的一大原因是免疫力低下。如果在治疗中活性氧大量增加，身体会越来越弱，免疫力也越来越低下。

为了保护身体在治疗中不受活性氧的伤害，积极摄取富含抗氧化物质的蔬菜汤是很重要的。通过消除活性氧，蔬菜汤能起到减少治疗副作用的效果。如果副作用的痛苦能够稍微缓和，患者就能继续接受有效的治疗。

有助于提高免疫力和恢复体力

身体健康的时候，饮食不是什么难事，但生病之后，就会为“应该吃什么，以及怎么吃”而犯愁，相信许多人都有过这种烦恼。

有些治疗结束的患者也会问我：“有没有什么对身体好的

饮食方式呢？”

我都会推荐他们食用蔬菜汤，因为蔬菜汤可以帮助恢复治疗后的身体。把蔬菜用搅拌机或料理机做成蔬菜浓汤，既不会对肠胃造成负担，又能保证全面摄取各种营养。

有些人觉得“蔬菜浓汤也有点消化不了”，这种情况下可以把蔬菜汤里面的蔬菜取出来，只喝汤。溶解在汤里的植化素、维生素、矿物质和可溶性膳食纤维可以帮助身体恢复活力。

植化素不仅有抗氧化作用，还有提高免疫力的功能。膳食纤维能增加肠道内的益生菌，进一步增强人体免疫力，同时对排便也很有帮助。

蔬菜汤对手术后恢复体力、预防癌症复发都有很显著的效果。我身边就有几个令人欣喜的真实案例。

我的一位美国朋友的母亲得了胃癌，她使用了我在熊本研究开发的抗癌药smancs（苯乙烯马来酸新制癌菌素，参照P68的专栏内容）进行治疗。治疗结束后她问我：“回到美国以后，应该吃什么呢？”我建议她喝蔬菜汤，多放蔬菜、蘑菇、豆类。后来这位女士健康地活到了95岁。

还有一位60多岁的男士，患上了大肠癌和前列腺癌，医生告诉他：“即使使用抗癌药治疗，也最多只能再活一年。”

在我的建议下，他改变了饮食结构，选择了以菠菜等黄绿色蔬菜为主的蔬菜汤和甜菜蔬菜汤，同时还控制了油脂和红肉的摄入。

菠菜和甜菜富含一种成分（参照P116），能扩张血管。这位男士告诉我：“坚持喝蔬菜汤，能很明显地感觉到血液循环更顺畅了。”结果他与癌症和平共处了10年，那10年里疾病没有影响他的生活质量，他最终平稳幸福地度过了余生。

实验证实：蔬菜汤能消除最恶性的活性氧，有助于防止细胞癌变

90%的疾病都是因为活性氧

众多研究表明，活性氧不仅会引发癌症，还会导致衰老以及多种疾病。其实，90%的疾病都是由活性氧导致的，比如高血压、糖尿病、高脂血症、风湿病、阿尔茨海默病、特应性皮炎等慢性疾病。

活性氧导致胰岛β细胞氧化，影响胰岛素的分泌，阻碍了组织细胞吸收血液中的葡萄糖，从而引发糖尿病。

此外，在活性氧产生的物质里还存在一种叫作“过氧化脂质”的物质。这是细胞膜被氧化后产生的有害物质。这种物质会引起大脑早衰，导致阿尔茨海默病。过氧化脂质还会削弱皮肤的保湿能力和屏障功能，引起特应性皮炎。它还能诱发黑色素沉积，使人体出现老年斑、皱纹和皮肤暗沉等皮肤问题。

如果说活性氧是“百病之源”，那把富含抗氧化物质的蔬菜汤称为能预防百病的“救命汤”也不为过。

蔬菜汤连毒性最强的活性氧也能够抑制

蔬菜汤特别强大的一点就是连活性氧中毒性特别强、杀伤力特别大的“脂质自由基”都可以消除。脂质自由基是上文提到的过氧化脂质和铁产生反应后变化形成的物质。

那么，为什么说脂质自由基是毒性最强的物质呢？因为它在活性氧中寿命非常长，还能在人体内到处乱窜，损伤体内的细胞和基因。如果人的粪便中慢慢产生了脂质自由基，就说明可能患上大肠炎，更严重的还会损伤大肠的基因，从而诱发大肠癌。

我在2013年开展的实验中证明了蔬菜汤的特效作用[①]，它能够消除危害最大的脂质自由基，抑制基因损伤和细胞癌变（癌症发病的第二阶段）。

①论文出处：Carcinogenesis 2013 34 2833——作者注

吃肉类和油脂的时候一起进食蔬菜汤

当代人的日常饮食大都多肉、重油，因此身体一直在遭受脂质自由基的不断攻击。饮食中的油脂多了，血液中的脂肪也会增加。活性氧会将不饱和脂肪酸氧化，变成过氧化脂质。储存在内脏里的过氧化脂质和红肉等含铁的物质发生化学反应，就会变成脂质自由基。

脂质自由基的特性是很容易穿透细胞膜进入细胞，损害合成细胞内DNA的酶，导致细胞发生突变，甚至引发癌症。不仅是大肠癌，所有癌症产生的原因都是如此。

脂质自由基还是动脉硬化的根源。它能把血液中的胆固醇氧化，变成坏胆固醇，进而引起动脉硬化。

动脉硬化的症状是血管变硬，内腔变窄。因为血液流通不畅，血液很容易凝块形成血栓，还会导致高血压，患心肌梗死和脑梗死的风险也会增高。就像有句话讲的，“人是从血管开始衰老的”，动脉硬化会导致各种各样的疾病。

吃肉类和油脂的时候，搭配蔬菜汤一起食用，有助于保护身体不受脂质自由基的攻击。

专栏 1

抗癌药开发之困难和我的研究

■ 化学疗法带来的两大问题

如今，大部分的癌症治疗使用的都是通过抗癌药进行的化学疗法，但这就带来了两个主要问题。

第一个问题是化学疗法会产生严重的副作用。抗癌药不仅会杀死癌细胞，也会对正常细胞起作用，所以会带来一定程度的副作用，比如白细胞减少、呕吐、恶心、食欲不振、脱发、手脚麻木或腹泻等，严重降低患者的生活质量。因此，抗癌药的用药量不能增加。第二个问题是许多患者使用抗癌药达不到理想的治疗效果。

这其中第一个原因是抗癌药不易到达患癌处。为什么到不了呢？这是因为包围着癌细胞的许多血管里出现了血栓（血液凝聚成块），把血管堵住了。因此即使通过点滴把抗癌药注射进血管里，药剂也无法在全身扩散，对癌细胞的作用很有限。

虽然开发出了狙击癌细胞基因的靶向药物，但治疗效果并不尽如人意。因为癌细胞的靶向基因经常在发生变化。这是原因之二。除了血液里的癌细胞，成块的癌细胞的基因多达百种以上，不同情况下又能变异成好几百种。因此，狙击的目标不确定，也就无法精准施策。即使是残存下来的癌细胞，其也具有了耐药性，所以治疗效果并不十分理想。随着不断反复发生变异，最终会变成不受抗癌药影响的癌细胞。

为了解决抗癌药的疗效问题，我一直在努力研究，力争研制出一种不会损伤正常细胞，只针对癌细胞组织集中发挥药效的药剂。

■ 癌细胞组织和正常细胞组织的血管构造不同

说到底，癌细胞也是由正常细胞突变形成的，两者都属于人体细胞，本质上并没有太大的区别，所以说，要找到癌细胞独有的特点并不容易。

我一边思索着“正常细胞和癌细胞哪里不同”“怎样才能让药效集中发挥在癌细胞组织上”，一边不断开展各种实验进行测试。然后我有了一些收获，那就是正常组织的血管和癌细胞组织的血管结构不一样。

正常组织的血管壁上的缝隙都是规则、紧凑的，而癌细胞组织的血管则结构粗糙，血管壁上都是比较宽的缝隙。我想，能否利用两者的这点差异呢？

正常细胞组织的血管壁缝隙狭窄，血管内较大的分子（高分子）不能穿透血管壁跑到外面去，但癌细胞组织的血管壁上的缝隙很大，高分子也能穿透过去。以前的抗癌药都是低分子药剂，所以会从正常组织的血管壁上穿透出去，扩散到全身，这就导致了抗癌药的副作用。

只狙击癌细胞的抗癌药

我想到了一种方法，使用与以往低分子抗癌药不同的药剂，把抗癌药结合在高分子物质上，然后将其运送到癌细胞组织处。具体来讲，就是把高分子抗癌药注射进血管中，药剂随着血液在全身流动的时候，就可以从缝隙较大的癌细胞血管壁上渗透出来，然后只针对癌细胞组织精准用药。

一般情况下，正常细胞组织中穿透血管的物质过几天就会经由淋巴管慢慢被人体吸收。但癌细胞组织周围的淋巴管尚未发育完全，不能吸收掉从血管渗透出的高分子药剂，这些药剂就可以长时间滞留在癌细胞组织中，持续发挥药效。我把这一效应称作“EPR效应①”。

高分子抗癌药可以精准狙击癌细胞，却不能穿透正常细胞组织血管的血管壁，所以不会损伤正常的细胞，基本没有副作用。其优势在于对患者身体无害，同时还能对癌症起治疗效果。

1986年，我在美国的癌症专业期刊《癌症研究（*Cancer*

---

①高通透性和滞留效应（enhanced permeability and retention effect，EPR effect）是指一些大分子物质（如脂质体、纳米颗粒以及一些大分子药物）更容易渗透进入肿瘤组织并长期滞留（和正常组织相比）的现象。

什么是EPR效应

正常血管和病灶部位血管的结构不同

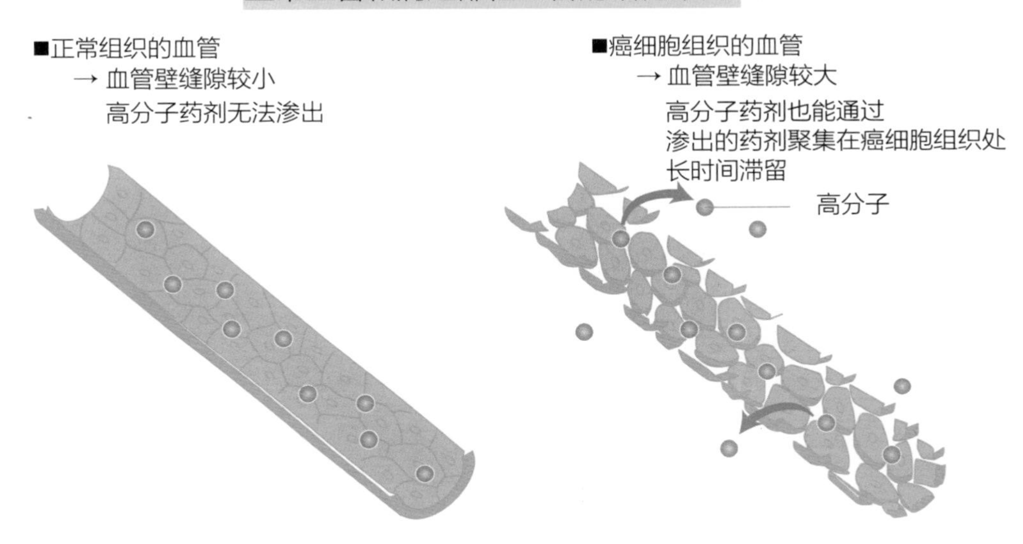

EPR效应中抗癌药“P-THP”到达癌细胞的机制

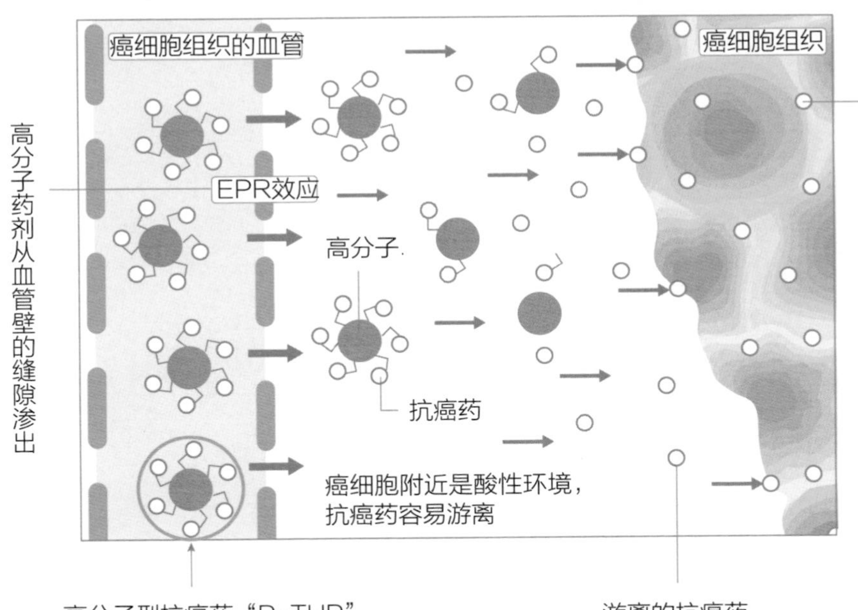

游离的抗癌药被癌细胞组织吸收。癌细胞组织把抗癌药错当成葡萄糖进行吸收，从而使药剂发挥药效，破坏癌细胞。

Research）》上发表了有关EPR效应研究的文章。

1993年，我发明研制的世界首种高分子抗癌药“smancs”获得了日本厚生劳动省[1]的认可，我实现了当初想要发明一种无副作用抗癌药的目标。在此基础上，我又开发了新型高分子抗癌药“P-THP”，它比之前的药剂药效更强，而且在治疗中更易于使用，现在正在努力实现临床化。

现阶段，我还在推进开发一种叫“光动力疗法”的治疗方法。这种方法是利用EPR效应，把对光敏感的高分子物质集中在病灶部位，然后用特定波长照射，高分子化合物里就会产生活性氧，再利用活性氧的毒性，选择性地集中狙击癌细胞。目前，这种新型疗法的临床试验也在推进中。

①日本负责医疗卫生和社会保障的部门。——编者注

专栏 2

运动是良药！效果不亚于抗癌药和降压药

■ 不用的器官和身体组织就会逐渐衰弱

人类和动物都是通过身体运动而使体内代谢正常进行才能延续生命的。经济舱综合征就是人长时间不活动身体引起的代表性病症。

老年人因为骨折等原因长期卧床，身体活动量减少、肌肉萎缩，自己站起来都会变得异常困难。这正是因为人类需要通过运动来保持身体功能正常运转。

正常情况下，站立于地面上的人体要抵抗地心引力产生的身体重力，就需要依靠肌肉来稳定身体。宇航员在没有重力的太空生活一段时间后返回地球，身体就会变弱，甚至都无法自己站起来。这种现象在生物学上叫作“失用性肌萎缩”。这也表明了人体不用的器官和组织会逐渐衰弱。

有氧运动具有显著的预防疾病的效果。研究数据表明，积极进行有氧运动的人，患癌症、高血压、糖尿病的风险更低。有氧运动在降低患病率方面，和服用抗癌药、降压药后所达到的效果相当。

有氧运动有助于改善心肺功能。心肺功能越强，全身的血液循环就越畅通，细胞就能得到充分的氧气和营养供应，各内脏功能随之增强，自身的免疫力也会得到提高。当人自身有了对抗疾病的抵抗力，即使患病也不会轻易发展成重症。

老年人和平时运动较少的人如果过度运动，也会出现危险。因此，我们应该根据实际情况选择适合自己身体情况的运动，最好先有意识地坚持做一些简单的运动。

■ 适度运动能达到和降压药一样的效果

散步是对身体的负担小、容易做、效果还很好的首选运动。走路的时候会心跳加快、血流量增多，使血管内皮细胞（血管最内侧的一层细胞）和红细胞之间的摩擦增加，摩擦加剧后内皮细胞就会分泌一氧化氮使血管扩张，从而促进血液循环（参照P116）。

血管内皮细胞和红细胞摩擦会产生一氧化氮，改善血液循环。两年前，时任哈佛大学医学院院长、我的朋友托马斯·米歇尔教授发现了这一现象。他的研究可以证实，适度的运动能降低血压，实现和降压药一样的效果。“运动是一剂良药”的说法绝不为过。

除了散步，做广播体操、游泳等有氧运动都有预防疾病、改善身体健康状况的作用。等适应之后，还可以尝试一下深蹲和哑铃操这类可以强化肌肉力量的运动。肌肉越强壮，就越有耐力，也就更不容易感到疲惫。活动肌肉还可以改善淋巴循环，帮助排出体内代谢废物、消除浮肿。

这30年来，我每天早晨都坚持锻炼。我养成了常年做些简单运动的习惯，明显感觉到运动在身体管理和缓解压力方面有很大的帮助。当然，吸烟是绝对禁止的。

健康饮食和适度运动，绝对是预防癌症的两大法宝。

专栏 3

情绪和癌症的预防与治疗

■ 精神压力会产生大量的活性氧

情绪在预防癌症方面的影响很大。许多癌症患者告诉我，他们在得病之前的很长一段时间里，都背负着巨大的心理压力。产生压力的原因各不相同，比如工作超负荷、夫妻或亲子间关系不和、职场人际关系复杂、经济问题等。

压力过大则会损害健康。心理压力会打乱自主神经系统的平衡，使其不能正常调节内脏和血管平滑肌的活动，从而导致血液流通不畅、血压升高、免疫力低下。心理压力长期累积会使人体产生大量的活性氧。

美国的癌症期刊《癌症研究》于几年前刊登了一篇文章，讲的是癌症患者在家人和朋友每天都去看望、每周去看望2~3次、每周去看望1次、不去看望这四种不同情况下治疗后的生存率，结果显示，相比没人看望只接受抗癌药治疗的患者，每天都有家人和朋友看望的患者心态更加积极，治理效果更好。这是因为有了周围人的支持，患者的心情能保持平稳，有助于身体恢复。

由此可见，积极的情绪对抗癌药的治疗效果产生的作用不可小觑。

■ 活动身体能产生让心情变好的激素

人生在世，就不可避免地会遇到压力。我给大家推荐一种缓解压力的有效方法——活动身体。

筑波大学征矢英昭教授的研究表明，简单的运动就能让前额皮质和大脑海马体的反应更加灵敏，提升大脑的行为管理、记忆和认知功能，人会变得更积极、更开心。因此，只要做一些简单的运动，心情就会变好。

癌症患者内心有许多不安，容易得抑郁症。身体能活动的人可以做些有氧运动，比如散步、打太极拳等，或者打扫卫生、收拾庭院、耕田种地等，不管怎么样都要活动身体。运动之后身体会产生能让心情变好的内啡肽等吗啡类物质，能更快消除压力。

嫌运动麻烦的人也可以做一些简单的伸展运动，比如活动一下手指、脚趾。做伸展运动的时候，把注意力集中在活动的身体部位，可以促进血液循环、舒缓身体，进而达到改善心情的效果。清空心理压力对预防、治疗癌症有很大的帮助。

为了不积攒压力，也需要努力转变自身心态。例如，你的压力来自于B，只要你能意识到“如果我因为B的事把自己气病了，那就太不值得了”，就不会产生多余的烦恼。只需要和B

保持一些距离就好。拥有积极的心态就能完全改变看问题的视角，压力也会少很多。

还有一点是我特别想要告诉各位读者的，那就是坚持喝蔬菜汤、经常运动这些健康的生活方式固然重要，但更重要的是要一项一项地改掉生活中的不良习惯。减少、扔掉、戒断的减法思维很重要，这也有助于缓解压力。

第4章

从儿童到老人，可以让体弱者恢复元气的“食疗汤”

蔬菜汤作为一款“食疗汤”，能让病患和年老吃不下饭的人恢复元气

吃不下饭的人也能轻松获取营养成分

我们从食物中摄取的营养成分，经过身体消化吸收后变成能量，进入到人体肌肉、骨骼、内脏等组织，从而维持良好的身体状况。

饮食是生命之源。康复者为了病后恢复体力，必须要补充足够的营养。但由于肠胃变得敏感脆弱以及治疗的副作用，许多人食欲不振，吃不下饭。还有一些人因为疾病原因，或是食道、胃或大肠做了手术，不能进食固体食物。这种情况下，就很容易出现营养失衡的现象。出现这类情况的时候，基本上都会通过喝汤之类的流食来补充多种营养。

只通过普通的输液，很难达到每日的最低摄入热量标准（1500~1600 kcal），虽然有为了增加热量而添加了脂肪的高热量营养液，但在抗氧化物质和其他营养成分方面，营养液明显比不上正常饮食。而且高热量的营养液偶尔还会出现堵塞血管的情况。

有些人不能正常进食，我便会向他们推荐能够维持、恢复体力的养生餐食——食疗蔬菜汤，帮助他们轻松获取身体所需的营养。

蔬菜汤含有众多身体必需的营养素，吸收利用率又高，所以叫作“食疗汤”。

如果家里有身体状况不好的人，准备每天的餐食是非常麻烦的。而蔬菜汤可以提前准备好，马上就能喝，还能根据个人喜好调味，这样备餐的人也会轻松一些，而且蔬菜汤对全家人的健康也很有好处。

吃不下固体食物的原因有很多种，下面我会举例说明。

抗癌药导致的食欲不振

找我咨询的病人里，最多的是因抗癌药而引起食欲不振的人。跟患者仔细聊过之后，很多人告诉我“没有食欲吃不下饭，但是多少能喝点东西”。

这时就轮到蔬菜汤出场了。这种情况就不要只盯着蔬菜了，多想办法让患者产生食欲，比如使用调味料进行调味，发挥汤汁的鲜美等。在炎热的夏季，还可以把蔬菜汤冰一下，喝起来口感更好。

还有些病人反映，在抗癌药治疗过程中喝了蔬菜汤之后，白细胞数量不再减少了，这让治疗能够持续下去。

食道、肠胃手术后的营养补充

食道癌手术会使用胃等其他器官制作一个新的食道，所以后遗症会持续一段时间，比如术后暂时不能进食固体食物，只能吃流食等。

还有的人因为胃癌做了胃切除手术，导致胃功能失调、胃容量变小，也会出现吃不下饭、没有食欲等不良反应。

遇到这类术后饮食问题的时候，可以把蔬菜煮得久一点，然后用搅拌机打成蔬菜浓汤。注意避开牛蒡等膳食纤维含量多的蔬菜，选择胡萝卜、南瓜、菠菜、小油菜等有利于肠胃恢复的蔬菜。

大肠息肉摘除手术后，前两天内禁止吃固体食物，只能喝水。第三天开始可以喝米汤和粥，再恢复一段时间就可以正常进食了。不能吃固体食物的时候，不要只喝水，可以将蔬菜汤里面的食材取出来把汤喝下去，从而帮助身体获取营养、恢复体力。

为肝脏病患者补充蛋白质

肝脏的功能有这几种：把蛋白质、碳水化合物、脂肪等营养素转化成身体可吸收的成分；把酒精和氨等毒素分解成无毒害物质；分泌胆汁用来帮助消化、吸收脂肪。

肝病和肝癌发展下去会导致肝功能不全。肝功能减弱后就不能完全分解氨毒，肌肉就会代替肝脏来分解毒素，这时就会消耗肌肉的能量来源“支链氨基酸（BCAA）”。而且肝脏里的糖原储存减少会导致能量不足，这时候也会消耗支链氨基酸，所以支链氨基酸会供应不足。

支链氨基酸是三种氨基酸的总称，它们分别是缬氨酸、亮氨酸和异亮氨酸。因为这些氨基酸人体无法自己生成，所以被叫作“必需氨基酸”。支链氨基酸是氨基酸家族里对肌肉供能、保持肌肉增长最重要的氨基酸。

虽然肝病患者也可以使用补充支链氨基酸的营养补充剂，但是味道不太好。我推荐患者喝用鸡胸肉熬煮蔬菜汤的汤汁。鸡胸肉富含支链氨基酸，煮出来的汤汁也很美味，能改善营养状况。

蔬菜汤里有很多消炎的营养成分，具有抑制肝脏炎症的效果。而且蔬菜汤内膳食纤维也很丰富，能润肠通便，阻碍肠道有害菌繁殖，抑制氨毒的产生，有助于使分解氨毒能力不足的肝脏恢复。

预防小孩子因腹泻导致脱水

小孩子很容易得感染性肠胃炎，这种肠胃炎基本是由病毒进入肠道中导致的。患病后会反复腹泻、呕吐，身体容易丧失水分进而导致脱水。

治疗的重点是补充水分和钠。最好往蔬菜汤的汤汁里（取出固体食材）加入少许盐，然后让孩子喝下去。

原东京大学农学院教授荒井综一的研究表明，大米中含有一种血清胱抑素，可以杀死肠道内的病菌。因为这种物质耐热性强，即使加热大米也不会被破坏，所以喝米汤可以获取这种成分。荒井老师的实验室和我们的研究共同证明，它可以抑制病毒。添加了盐的蔬菜汤不仅可以补充营养、防止身体脱水，还能抑制肠道内病毒的繁殖。

膳食纤维可能会加剧腹泻，所以在腹泻结束之前最好把蔬菜取出来，只喝汤。添加进汤里的盐不要用精制盐，建议用矿物质丰富的岩盐。

预防老年人和看护者营养不足

随着年龄的增长，咀嚼能力和吞咽能力都会逐渐变弱，还会出现很多其他问题，比如假牙咬合不紧、唾液分泌减少、内脏功能减弱、阿尔茨海默病以及药物治疗产生的副作用或一个人吃饭的孤独等，饮食会变得越来越困难，人也就更没有食欲。

这种状态持续下去，进食量就会越来越少，维持身体正常运转的必要热量、增长肌肉和骨骼的蛋白质都会摄入不足，容易出现营养缺失的情况。

营养不足，体力就跟不上，肌肉也会萎缩，日常生活中行动会变得不方便。不再活动身体了就会减少外出，不怎么走路了就会越来越不能走，从此陷入恶性循环。

这类人群可以把蔬菜汤做成口感较好的浓汤，喝起来会更方便。进食量减少了，摄入的水分也会变少，正好可以通过汤来补充水分。此外，我推荐用鸡骨熬好汤底，再加入蔬菜，这样不仅蛋白质含量增加了，其他营养成分也很丰富，还可以往里面加入撕成小块的面包。

饮食是人生的一大乐趣。吃到好吃的东西会变开心，脸上自然就能绽放笑容。进食能力衰退的人通过喝蔬菜汤，能重新获得饮食的乐趣。

从事看护工作的人经常疲于照顾病人，自己的饮食往往敷衍了事。在每日的餐食中加入蔬菜汤，营养会更均衡，也有助于保持自身的健康。

即使没有罹患上述疾病，大家也都会有一天结束之后，或是工作、运动之后感觉身体疲惫不堪、提不起精神的时候吧？这时候推荐您回到家之后，先喝一碗“热身蔬菜汤”，温润疲惫的身体和心灵。肾脏病患者要限制钾的摄入，喝蔬菜汤也需要特别注意，请谨遵医嘱。

专栏 4

关于营养成分表和生物体的吸收率

食品成分表和各种食品（比如市面上销售的蔬果汁等）的营养参考值上标注的维生素等营养成分的含量，只能说从数值上来看是正确的，但要说能否完全被人体吸收，那就几乎是不可能的了。

例如，胡萝卜直接生吃的话，所含β－胡萝卜素的吸收率最多只有5%~10%。服用维生素补充剂的时候，消费者往往相信药剂在肠道内能全部被溶解吸收。但研究发现市售的维生素补充剂也有未溶解就直接被排泄出人体的案例。在药剂学中，测试各种药剂的溶解度是一项非常重要的实验。

把蔬菜做成汤后，蔬菜的有效成分能溶解在汤里，易于肠道吸收，所以人体对营养的吸收率也会提高很多。

专栏 5

补充营养的食疗汤也可以利用市售产品制作

本书不是临床医学书，为了避免讲得过于深奥，我不会就食疗汤展开过多的医学方面的论证。但我会给进食固体食物有困难的人，给出一些饮食方面的小建议，就像之前提到的，有些人因为某些原因不能进食固体食物，进而会导致营养失调。

这类人群为了摄取基本营养素，需要食用鸡骨汤底或鱼骨汤底制作的蔬菜汤（参考P36的汤，P46的西班牙巴斯克风格的汤）。

鸡骨和鱼骨里含有各种氨基酸、脂肪和大量骨胶原蛋白，味道也很鲜美，十分推荐。骨胶原蛋白是构成血管和皮肤的重要成分，对美容和健康有很大帮助。

如果觉得准备鸡骨很麻烦，可以使用市售的鸡汤做蔬菜汤，非常方便。市售的鸡汤有很多种类，从粉末类产品到冷冻类产品，一应俱全。

第5章

来自读者的经验谈：蔬菜汤的惊人效果

虽然大家的感受各不相同，但蔬菜汤的效果是实实在在的

熊本大学名誉教授　前田浩

养成喝蔬菜汤的习惯，坚持就是力量

不少读者在读了我的上一本书之后，给日本出版社的编辑部寄去了许多有关喝蔬菜汤的经验和感想的信件，这些内容令我很惊喜，也很感动。我一直希望蔬菜汤能够有助于预防疾病，所以当看到很多感想写的都是“用日常的蔬菜就能简单制作，可以毫不费力地坚持下去”的时候，这让我由衷地感到开心。

多吃蔬菜的重要性，想必许多读者已经了解了。但是在寄来的读者信中，有许多留言写道：“觉得自己一直在吃蔬菜，其实并没有怎么吃。”“生蔬菜的量太大了，根本吃不完。”“知道自己蔬菜吃得不够，但就是吃不下去，如果是蔬菜汤的话好像可以坚持。”……我觉得，大部分人吃蔬菜的量还远远不够。希望可以通过这个机会，让各位养成喝蔬菜汤的习惯。只有养成习惯、坚持下去，才能体会到蔬菜的强大力量。

蔬菜汤的效果存在个体差异

有一点需要说明一下。关于书的经验谈虽然都是来自读者们的真实体验，但终究只是个人体验，情况不一定适用于每一个人。

因为每个人的体质、患病程度、症状和生活习惯等情况各不相同，所以不一定“A变成了这样，我也一定会变成这样”。不同的人之间存在个体差异。

在存在差异的情况下，可以确定的是蔬菜汤可以调理身体，帮助预防多种疾病。希望大家不要急于求成，放平心态，充分享受有蔬菜汤相伴的生活。

利用蔬菜汤，预防乳腺癌复发！我感受到它能提高人体的自愈能力

“微笑自我修复”主办者　大野敬子

身体具备自愈能力

我是从2018年1月开始喝蔬菜汤的。起因是我师从的“自我修复[①]”创始人矢上裕先生推荐我看了前田浩先生的著作。矢上裕先生本人为了预防癌症也经常喝蔬菜汤。

“过了50岁，谁都有可能患上癌症，所以才要预防。也请各位都尝试一下蔬菜汤。”我之前患过癌症，所以听到老师这

---

①矢上预防医学研究所所长矢上裕提出的用身体自我修复能力进行的健康调理法。该方法提倡自己定期检查肌肉和关节，自己刺激经络进行治疗，通过刺激经络的穴位，使体内气血更通畅，身体状况更好。——作者注

么说就马上开始喝蔬菜汤了，我能感觉到身体发生了很多令人欣喜的变化。

我来谈一下我的蔬菜汤体验吧！

2014年冬天，我检查出左胸患有乳腺癌（第一阶段）。因为我对抗癌药和放疗不太放心，再加上认识的患有乳腺癌的熟人只做了手术就恢复健康了，所以我只做了保守性手术。

手术2个月以后，我的身体开始出现后遗症，一动左胳膊，连着躯干的部位就一阵一阵地痛。因为惧怕身体上的疼痛，所以我尽量减少左胳膊和左肩膀的活动。我也去做了针灸治疗，但是没有什么效果。

护士还说："以后都不能用左胳膊采血了，也不能提重物。"听到这些话，我想，我的身体永远都要这样了吗？我受到了很大的打击。

当时，我心中只有一个想法，就是要恢复不能动弹的胳膊和肩膀，于是我开始收集信息，尝试"自我修复"。3个月之后，我的胳膊可以抬起来了，6个月的时候已经完全恢复了。

经历过这件事，我对身体的自我治愈能力产生了浓厚的兴趣。这种治疗方式不是全盘委托给医生，而是要靠自己的努力预防复发。我想把激发出自我治愈力的"自我修复"训练分享给更多的人，于是跟着矢上老师学习，后来还开设了自我修复训练教室。在那之后，我接触到了蔬菜汤。

起床排便通畅让我很激动

为了调理身体，我时常有意识地去倾听身体的声音。选择食物的时候也会问问身体：“想吃吗？还是不想吃？”当我问“想喝蔬菜汤吗”的时候，得到的回答是“想喝”。

我做蔬菜汤会固定选择胡萝卜、洋葱、芹菜，还会加入时令蔬菜、自己想吃的蔬菜和海带。不同的食材熬煮的时间也不一样，但大约20分钟都能煮好。尝尝味道，等蔬菜的鲜味都煮出来后就出锅。

里面的蔬菜有时候和汤一起吃，有时候单独拿出来做成小菜吃。往蔬菜里面加入橄榄油和盐，再把南瓜子或坚果打碎撒上去做装饰，一道美味的菜肴就做好了。

我患乳腺癌后就很少吃牛肉、猪肉和乳制品了，基本的饮食就是有助于消化的发酵糙米和蔬菜，有时候加点鸡肉。一天吃一餐，如果到了晚餐时间饿得肚子叫，就用大号汤盘盛上满满一大碗糙米蔬菜汤吃，如果有小菜，就稍微少喝点汤。我也很喜欢往汤里加入有利于预防癌症的海藻类、菌菇类食材。

喝了蔬菜汤之后最快感觉到的就是它净化身体的功能。喝了一周之后，起床时就有明显的便意了，排便也变得通畅。很久没有这么清爽畅快的早晨了。

我原本有点便秘，一直以为不吃饭就无法排便，但喝了蔬菜汤之后，即使没有吃固体食物，早上起床后上厕所也很通畅，这令我非常惊讶。

还有一件让我惊讶的事是喝完蔬菜汤后小便的量也变多了。我患病之前就注意到，冬天的尿液是深黄色的，而且量很少。我认为应该是蔬菜汤把黏稠的血液变得清爽了，体内循环也更加畅通无阻了。其他的身体变化还有：不易疲劳、傍晚的身体浮肿消失了、即使吃很多也不会变胖……

这些体验让我切实感受到蔬菜的力量是巨大的。蔬菜从大地中汲取养分，生长发育，而我得到了这大自然的恩惠，体内的细胞随着时间的推移一点点发生着变化……这是多么幸福的事啊。我感受到了蔬菜汤有激发人体自愈力的力量。

为了健康地生活，在注重饮食的同时，我还十分留意生活方式。以前我很喜欢活动身体，所以对自己的体力很有自信。得病之前，不管是在工作中，还是在生活里，我都不以为然，认为这点程度的运动肯定没问题，慢慢地，就对身体产生了负担。

现在，我的生活准则是不做勉强的事，不让疲劳延续到第二天。如果起床的时候感到很累很疲惫，那定是身体里全部的细胞都很累了，它们在对我发出警告。一旦无视身体的声音，癌症很可能就会复发。

我认为，防癌、抗癌是一场持久战，而蔬菜汤就是我强大的伙伴。

大野女士的食材

· 蔬菜

胡萝卜、洋葱、芹菜是必备的。此外还会加上时令蔬菜和当天想吃的蔬菜。

· 其他

我喜欢添加海蕴、裙带菜等海藻类和菌菇类，有时也用南瓜子和坚果等。

· 调味

海带汤、橄榄油和盐

蔬菜汤能在细胞层面调节身体

诱发癌症的活性氧在人体内不停地产生。通过蔬菜汤里的植化素消除掉活性氧，不仅可以预防癌症，还有助于防止癌症复发。

除了植化素，蔬菜汤里还有很多“配角”，它们能帮助细胞维持生命活动。例如，叶酸、矿物质与DNA的修复、合成紧密相关。

我也很推荐往蔬菜汤里加入菌菇。菌菇中含有丰富的β－葡聚糖，有增强人体抗氧化能力和免疫力的作用。

预防癌症不能光靠饮食，还需要改善生活的方方面面。大野女士通过做自我修复训练，不仅改善了健康状况，内心也得到了修复和治愈。身心压力过大会导致免疫力低下，使人更容易生病。像大野女士这样，掌握一种调整身心的方法，不仅能提高自身处理压力的能力，还能增强身体免疫力，我认为这是一种非常好的生活方式。

身患阿尔茨海默病的母亲食量很小，说“蔬菜汤很好喝”并且全部喝光！腰和腿都有了力气，笑容也变多了

敕使川原敬子（化名） 53岁 公司职员

我担心母亲因食量太小而营养不足

7年前，我的母亲（87岁）被诊断为患有阿尔茨海默病。她健忘的症状很明显，需要人看护。现在是需要看护的第三阶段。她可以自己吃饭，可以慢慢地走路，但是不能一个人外出。幸运的是母亲很镇定，也很听话，就像一个小孩子一样。

姐姐的身体状况也不太好，不能照顾母亲。于是我一边工作，一边考看护资格证，有时候还需要日托服务，就这样一直坚持照顾母亲。

照顾母亲的时候，我注意到她满口的假牙咬合不上，咬不动硬东西。她把蔬菜和肉含在嘴里，像吃糖一样含了一会儿就吐掉了。母亲年轻的时候食量就很小，现在更是只能吃一点点东西了，我担心她会营养不足。

2018年1月，我在新闻上看到了前田浩先生关于蔬菜汤的著作，心里很惊喜："就是这个！"蔬菜汤里溶解了蔬菜的植化素，母亲喝了也可以滋养身体。

于是我赶快买了一本，按照书上的食谱制作蔬菜汤。把洋葱、胡萝卜、卷心菜、南瓜等切成块状，放入锅中加水煮30分钟左右。不放调味料调味，煮好后稍微滴几滴橄榄油。我用搅拌机打成浓稠的蔬菜汤给母亲喝，我和姐姐就直接吃煮好的蔬菜汤。

之前也给母亲做过蔬菜汤，但她只吃了一两口，就不吃了。我之前的做法是把蔬菜切成块状，再放入少许牛肉、猪肉、鸡肉等一起熬煮，调味用肉汁、浓汤宝和胡椒盐。但母亲不喜欢吃这样的蔬菜汤。

母亲很喜欢，一天要吃三次

但前田浩先生的蔬菜汤却不同。食量很小的母亲非常喜欢这样的蔬菜汤，每天要吃三次，每次都能吃光一整碗。做好的蔬菜浓汤只有蔬菜清爽质朴的味道，非常美味。

蔬菜汤里有蔬菜原始的甘甜与柔和，吃进肚子里也是柔和的味道。打成浓汤后的蔬菜汤口感更顺滑，让人轻轻松松就能吃掉很多蔬菜。母亲用假牙也能完全品味到蔬菜的美味。

她认为加了南瓜的甜汤喝起来很美味。有时候不小心忘了做，母亲还会问："今天没有蔬菜汤吗？"可见她对蔬菜汤很是期待。

母亲能吃蔬菜了，我终于放心了。现在已经吃了半年，母亲身上发生了很多好的变化。她的体重增加了1kg，腰和腿都有力气了。走路时脚拖地的现象得到了改善，步伐也更有力了。因为获取的营养变充足了，母亲的脸色都变得红润光鲜了，表情也比以前明朗愉快，经常笑嘻嘻的。

排便顺畅到令我惊讶

实际上，开始喝蔬菜汤并不只是为了母亲，我想，对我也许也会有帮助。

两年前，我患上了甲状腺乳头状癌，做手术把硬块切除了。虽然医生告诉我已经治愈，但我为了防止癌症复发，也想喝蔬菜汤试试。

喝了蔬菜汤后，我和姐姐的便秘问题都解决了。排便很顺畅，简直令我惊讶："竟然可以这么通畅！"今年夏天特别热，但我没有出现苦夏的症状。虽然有更年期潮热，但我感觉身体状况非常好。

上个月我去做了癌症定期检查，但一点儿也不担心癌症复发。没有依赖吃药，通过蔬菜汤的强大力量，母亲、姐姐和我都变得非常健康。我觉得蔬菜汤真是太好了，今后也想继续喝下去。我想向告诉我蔬菜汤魅力的前田浩先生由衷地道声感谢。

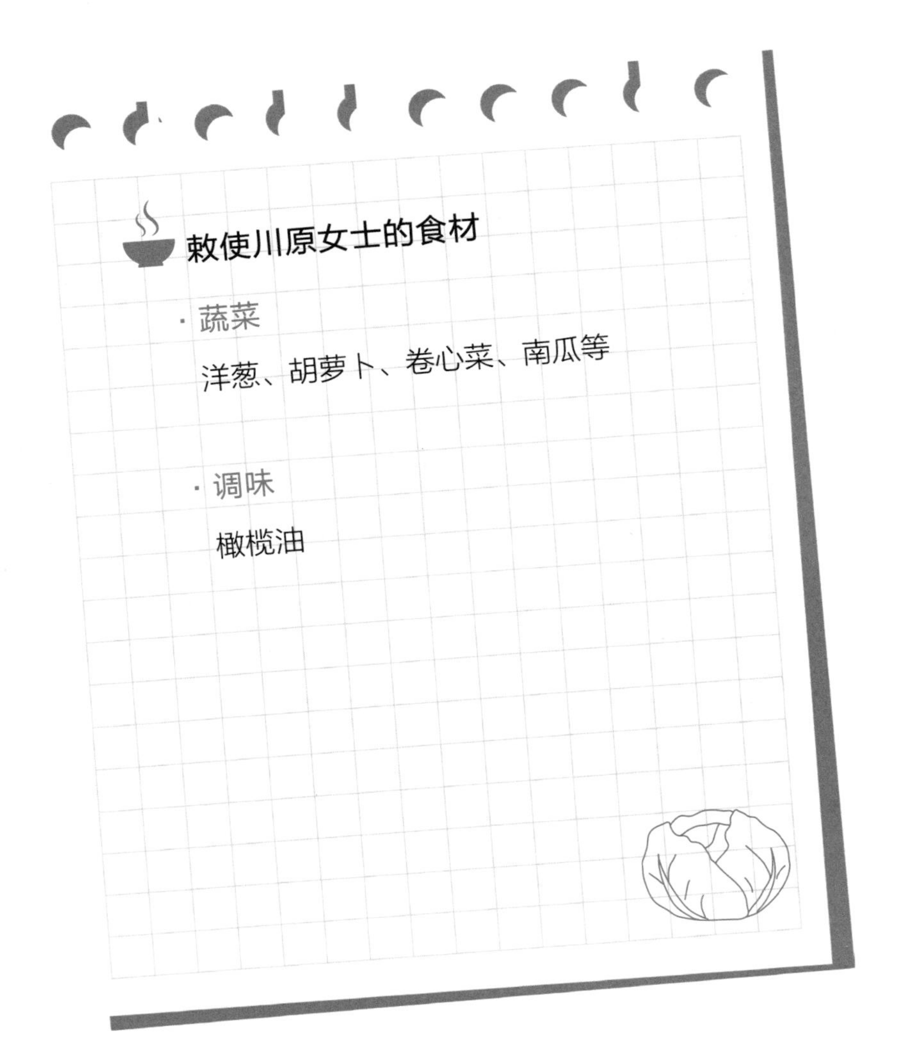

保持饮食的乐趣，让看护更顺利

您母亲变得开朗、健康，是因为喝了蔬菜汤又重新找回了饮食的乐趣，食欲增加了，营养也就能充分地摄入了。看到母亲的笑容，负责看护的敕使川原女士也一定能鼓起生活的勇气。

蔬菜汤里含有的亚硝酸盐和硝酸盐在人体内能变成促进血液循环的物质（参照P116）。血液流通越顺畅，大脑、肠胃、肌肉等身体器官的功能就会越好。腰和腿都有力气了，对预防卧床不起也有很大帮助。

在生活中，饮食是一件非常重要的事。但随着年龄的增长，咬合能力和吞咽能力都会减弱，还有假牙无法咬合等原因，进食会变得越来越困难，导致心情低落，营养摄取不足，体力也会随之下降。看护者自己也需要注意饮食问题。把蔬菜汤打成糊状，吃起来很方便，推荐加入到老人和看护者的餐食中。

干燥粗糙的皮肤变得水润光滑！连特应性皮炎引起的手部粗糙都变好了

山田洋子（化名）　37岁　家庭主妇

手指上的皮肤经常裂开

我已经喝了3个月蔬菜汤。我本以为手上的皮炎一辈子都治不好了，都快要放弃了，结果喝了蔬菜汤之后居然奇迹般地好转了。我想跟大家分享一下我的切身感受。

我的皮炎患病史很长，从出生起全身就很粗糙，严重的时候皮肤甚至会渗出组织液。我也看了好多皮肤科，用医生开的药膏涂抹也没有什么效果。上初中之后就不再治疗了。

后来皮炎有所好转，高中毕业的时候甚至都已经恢复得跟正常人一样。但是工作之后手上又出现了皮炎，并且迅速恶化。手指尖的皮肤皲裂出深深的口子，整个手都变得红红的。两只手都很严重，我不愿意让别人看到我这样的手。

3年前我结婚了，婚后手上的皮炎开始进一步恶化，甚至做家务时不戴橡胶手套就不能碰水。冬天空气很干燥，在弯曲手指的瞬间，皮肤会突然啪地裂开口子，造成剧烈的疼痛。因为手指太痛，所以每晚我都在裂口处涂凡士林，然后用纱布把手指一根一根包起来，做一些简单的护理。

我想做些什么让手指恢复得快一些，于是自2017年11月起，我开始喝中药。一小段时间之后，指尖不裂了，也不再剧痛了。然后我开始期待着继续喝中药让整只手痊愈，但不管喝多久，我的手还是特别红，没有什么变化。胳膊内侧的小疙瘩也没办法消除。

我就要放弃了，心想："这一生，我的手就只能这样了吗？"

从有皮炎的皮肤下面生长出了健康的皮肤

2018年5月，中药店的大夫实在不忍心看我通红的手，建议我煮一些有苦味的蔬菜，然后做成汤喝掉。

我在书店寻找制作蔬菜汤的书的时候，发现了前田浩先生的著作。通过看书我知道了皮炎是由活性氧造成的，而蔬菜中的植化素可以消除活性氧，于是我抱着试一试的心态，开始喝蔬菜汤。

我想到的苦味蔬菜就是小松菜和茼蒿。我的蔬菜汤固定放这两种蔬菜，再加上西蓝花和洋葱。

我在家附近的农产品直销市场里买了很多新鲜的小松菜和茼蒿，再加上其他蔬菜、水和两三条小鱼干，一起放入锅中煮了1个小时。煮的时间比较久，茼蒿都不苦了，做好的蔬菜汤即使不调味也很鲜美。

我在三餐前，都先喝250~500 ml的蔬菜汤。

喝了一个月之后，我的脸、屁股、胳膊、手肘和脚上的皮肤都变得光滑柔软起来，着实令我吃惊。虽然我手以外的地方没有皮炎，但是脸上和身体上的皮肤都很干燥，还会起褶皱，是像蛇皮一样非常粗糙的状态，但现在摸起来非常水润光滑。

又过了一个月之后，手上的皮炎肉眼可见地好转了。之前我的手不涂护手霜就非常粗糙，现在则变得水润细腻，都不需要护手霜了。

更令我惊讶的是，在硬邦邦的手部皮肤下面，生长出了柔软、色泽健康的新皮肤。之前令我十分烦恼的双手通红的颜色也都变浅了，胳膊内侧的小疙瘩也消失了，变得细腻又光滑。以前洗碗绝对不能直接上手洗，现在也可以了。

看着自己的皮肤在一天天地变好，我第一次心生希望："这次应该会治好了吧？"

我之前从未想过喝蔬菜汤能治好皮炎，心生喜悦之余，又感到很惊讶。丈夫也非常高兴地夸我："变漂亮了，真好呢！"对我而言，蔬菜汤就是我的"希望之汤"，以后我也想继续喝下去。

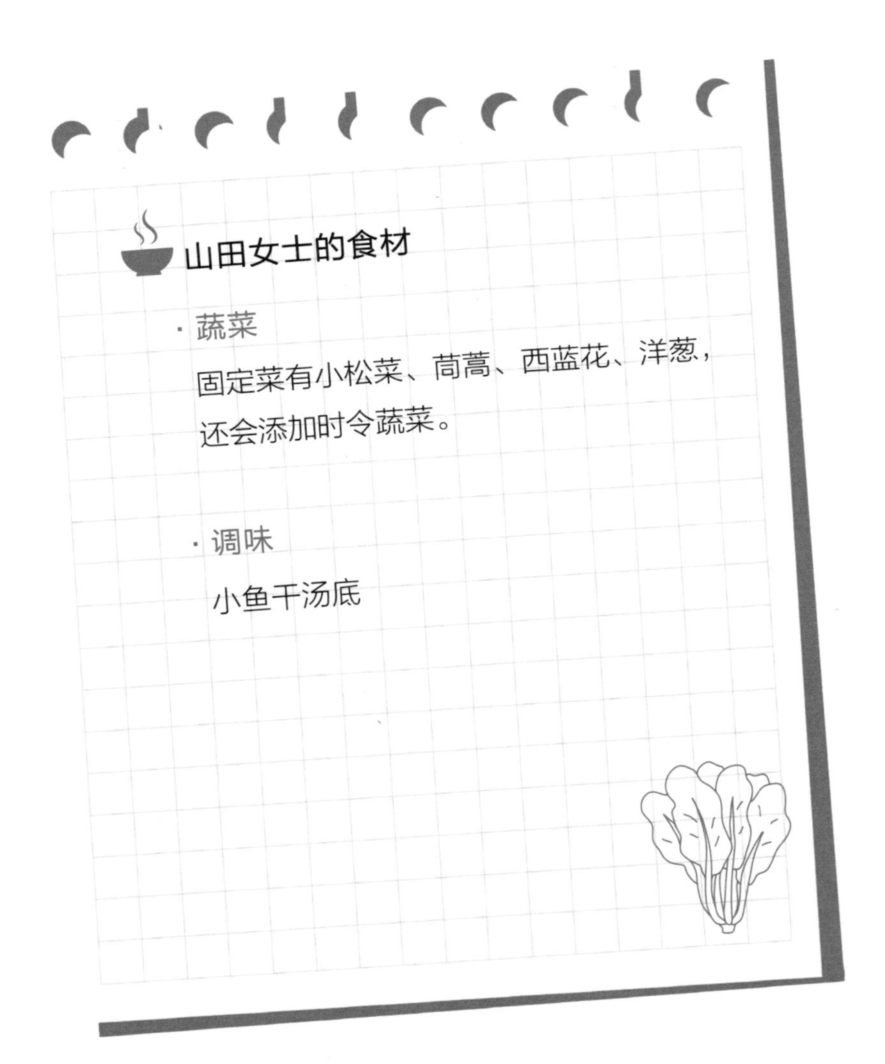

蔬菜汤的许多功效都能改善特应性皮炎

特应性皮炎的症状是皮肤干燥、有炎症，这是由活性氧中毒性最强的脂质自由基造成的。小松菜、茼蒿、菠菜中富含的β-胡萝卜素和叶黄素，有强大的消除脂质自由基的功效。而且蔬菜中含有的硝酸盐、亚硝酸盐（参照P116）也能改善血液循环，促进皮肤再生。

特应性皮炎等过敏性疾病都是由于预防病毒、细菌入侵的免疫系统过度免疫引起的。

我在研究中发现，溶解在蔬菜汤里的可溶性膳食纤维能提高巨噬细胞、NK细胞等免疫细胞的功能。同时，可溶性膳食纤维还能增加抑制过度免疫的益生菌数量，也有抑制过敏反应的功能。蔬菜汤有许多种功效，因此才能帮助山田女士改善特应性皮炎。

喝蔬菜汤仿佛是在和蔬菜对话，让我的皮肤水润通透，眼睛下方的色斑也变淡了

森由美子　41岁　公司职员

蔬菜的清淡味道

2018年冬天，我有幸拜读了前田浩先生关于蔬菜汤的著作，知道了蔬菜汤在预防疾病方面的效果，于是开始每天喝蔬菜汤。

我选用的食材有半颗卷心菜、1颗洋葱、1根胡萝卜、1个番茄，切成小块后放入锅中，然后加水没过蔬菜。有甜味会更好吃，所以有时候我也会加点红薯或南瓜。

冬天会盖上锅盖放在取暖炉上煮1个小时，春天之后就在燃气灶上煮30分钟。吃晚餐的时候，我和妈妈都会喝一碗蔬菜汤，不放任何调味料。最开始我以为不放调味料会吃不下，尝了之后才发现蔬菜原本的柔和味道非常美味，总觉得有一种在和蔬菜对话的感觉。

我原本不是很喜欢吃蔬菜。虽然想着为了身体健康不得不吃，但也只是稍微吃一点沙拉。做成蔬菜汤后，可以轻轻松松吃很多蔬菜。比起堆得满满的沙拉，蔬菜汤吃起来也更容易。之前都是冰箱里有剩的蔬菜我才做蔬菜汤，看过书以后我会每周固定做两次，做好之后每天都能喝上蔬菜汤，非常方便。开始喝蔬菜汤之后，我减少了晚餐喝味噌汤的次数，同时也控制了盐分的摄入。

我和妈妈都感受到了皮肤的变化

自从每天开始喝蔬菜汤之后，我惊喜地发现自己变得更漂亮了。每年10月到第二年3月初，我都会患花粉过敏症。这个时期皮肤会过敏，变得非常痒，也不能化妆，于是我就每天素颜戴口罩去公司。

喝了蔬菜汤1个多月以后，有一天吃午饭的时候我把口罩摘了下来。同事看到了说："你的皮肤好有光泽啊！感觉非常清透水润。你是做护理了吧？"

那时候正好是犯花粉过敏症的时期，是我皮肤状况最差的时候，没想到却受到了夸奖，这让我非常意外。等皮肤的瘙痒症状好转了以后，我就开始化妆了，能明显感觉到底妆变得更服帖了。而且我左眼角附近的一个绿豆大小的色斑也变淡了，不像以前那么显眼了。

不仅是我，妈妈的皮肤也变得水润漂亮了。妈妈以前就一直不化妆，即使我每天见她，我也能感觉到妈妈的皮肤确实变好了。

我和妈妈都很高兴，两个人都感受到了来自蔬菜汤的魔力！今后也要继续喝蔬菜汤。

森女士的食材

· 蔬菜

固定菜是卷心菜、洋葱、胡萝卜和番茄。有时候会加入红薯、南瓜或土豆

· 调味

什么都不放

蔬菜汤能帮助皮肤抗衰老

照射在皮肤上的紫外线能产生一种叫“双线态氧”的活性氧。为了防止紫外线活性氧的攻击，抑制和癌症有关的DNA损伤，皮肤上会出现黑色素，其结果就是出现色斑[①]。

森女士的皮肤恢复弹性、色斑变淡是因为蔬菜中含有的植化素和维生素等抗氧化物质发挥作用。为了抗衰老，今后最好继续喝蔬菜汤。番茄中富含的番茄红素，菠菜中富含的叶黄素等类胡萝卜素，都可以帮助消除皮肤中的活性氧。

①体内黑色素多的人种几乎不会患皮肤癌，白色人种远比黄色人种、黑色人种都更容易患皮肤癌。——作者注

一天排便三次，很顺畅！甘油三酯恢复正常，血糖值也稳定了

山冈黎子（化名）　78岁　家庭主妇

吃饭的时候先喝蔬菜汤

我认识一位80岁的奶奶，但是她精力充沛，看着根本不像80岁。她是三姐妹里的长女，但却是看起来最小的那个。她保持年轻的秘诀，原来是坚持喝蔬菜汤长达30年。我也想变得像这位奶奶一样年轻，于是我学习了她的食谱，从5年前开始喝蔬菜汤。

白萝卜、胡萝卜、牛蒡、土豆洗干净以后直接带皮放入锅中，洋葱剥掉皮，把皮晒干后也放入锅中，然后再加入剥掉皮的蒜瓣和干香菇等。放入的水量是蔬菜的3倍，用中火煮1.5个小时即可出锅。我用的几乎所有的食材都是自家栽种现摘的新鲜食材。

以前我都是把里面的蔬菜扔掉，只喝汤。但看了前田浩先生的书之后，知道了里面的菜也很重要。自那以后，我都会把汤里的蔬菜也一起吃掉。

我每天喝三次蔬菜汤，都是在吃饭的时候喝。最近，我听说吃饭的时候先吃蔬菜能控制血糖值升高，于是我就把汤里的菜先吃掉。不管是汤还是蔬菜，都不调味。

一天排便三次

我在吃饭的时候，一开始先吃很多蔬菜，把肚子填满，最后吃一小碗饭就能饱。

吃了很多蔬菜的肚子饱饱的，就不会再想着要吃零食了，我每天都能正常排便，体重由54 kg减轻至51 kg（身高156 cm），小肚子也瘪了下去。

5年前我的甘油三酯值在3.4~4.5 mmol/L（正常数值是1.7 mmol/L以下）这个范围内，现在已经恢复正常了。糖化血红蛋白（HbA1c，近2~3个月的平均血糖水平，正常值是4%~6%）略高于正常值，服药后目前能稳定在6%左右。

每次读前田浩先生的书，我都能感受到是蔬菜汤在支撑着我的健康，也让我更有精神和活力了。

我的丈夫不喜欢蔬菜汤，他不喝。但他因为患病身体变差了，所以我希望他多少喝一点，于是我想到了他晚上有喝点小酒的习惯。从半年前开始，用茶（自家制作）兑烧酒的时候，我都偷偷地往里掺一些蔬菜汤让他喝。我不说，他好像也没察觉到。

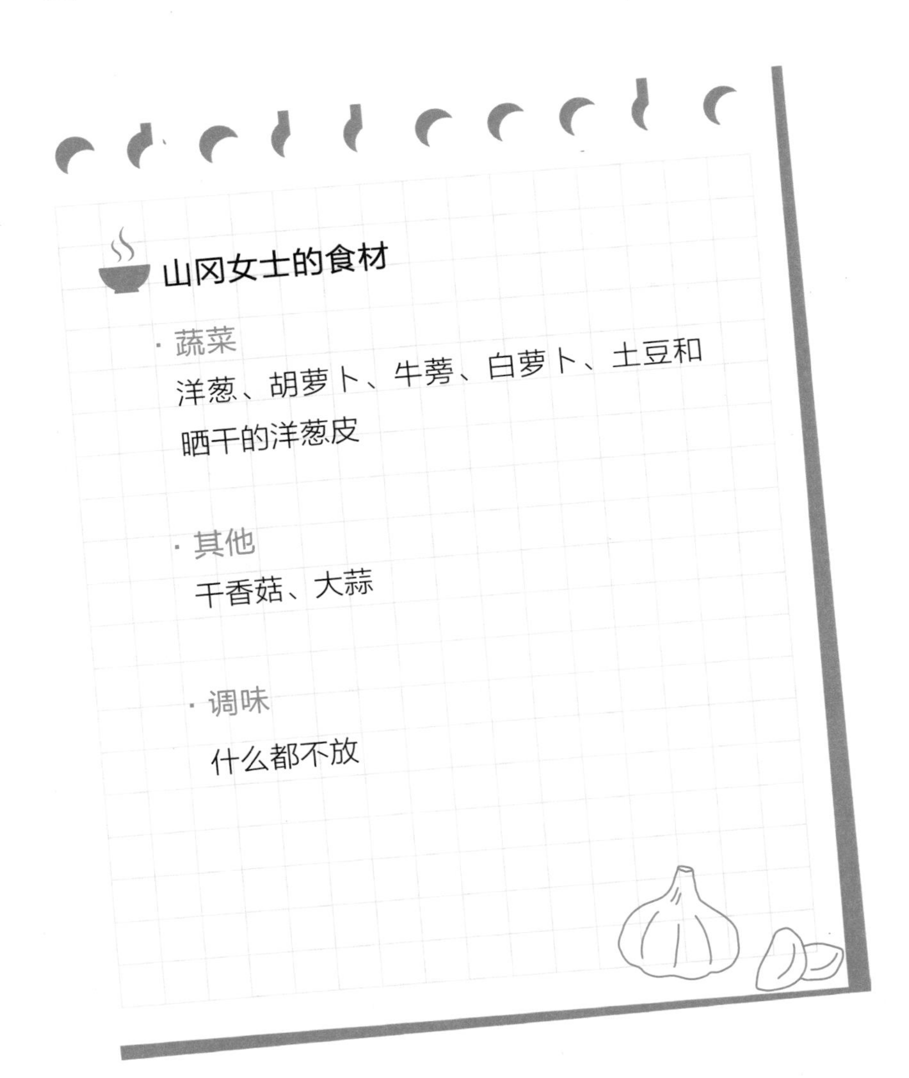

蔬菜汤里的膳食纤维可以促进排便

蔬菜汤中富含的不可溶性膳食纤维有润肠通便的功能，它会在肠道内包裹住甘油三酯、胆固醇、糖类，在排便时一起被排出。山冈女士排便畅通和甘油三酯降低，都是因为喝蔬菜汤补充了大量的膳食纤维。

这种植物性食品的纤维叫作多糖，能增加肠道内的益生菌。益生菌增多，肠道内环境得到改善，人体免疫力就会随之增强。

第6章

蔬菜汤是有益成分的宝库，能舒张血管、增加益生菌

蔬菜汤有类似药剂的功效，能舒张血管、预防高血压

保护血管、改善血液循环的两大机制

下面我来说明一下蔬菜汤与血管之间的关系。

由血液运输的氧气和营养保证了我们的机体能够正常运转。血管是血液流动的通道，保护好血管，保证血液流通顺畅，是维持身体健康的关键。喝蔬菜汤可以调动身体的两大机制来保护血管、让血液流通更顺畅。

一个是前面提到的植化素等抗氧化物质，它们的抗氧化功效能够防止低密度脂蛋白胆固醇氧化损伤血管，从而有效预防动脉硬化。另一个则是蔬菜中含有的硝酸盐和亚硝酸盐物质。硝酸盐和亚硝酸盐原本主要是用作供植物吸收的氮肥，富含于小松菜、菠菜、白萝卜和甜菜等蔬菜里。硝酸盐和亚硝酸盐进入人体后，会被肠道内的菌群变成一氧化氮，或和体内的亚油酸、亚麻酸等脂肪酸结合形成“硝基脂肪酸”，硝基脂肪酸被人体吸收后最终也会形成一氧化氮。

一氧化氮有多种功效，可以舒张血管、改善血液循环，还可以消除体内的活性氧，预防血栓。硝基脂肪酸和用于治疗心脏病的硝酸甘油一样，具有舒张血管、降低血压的功能。

一氧化氮原本是由血管的内皮细胞产生的。内皮细胞位于血管的最内侧，是构成直接接触血液的内皮的细胞。当一氧化氮向血管肌肉（平滑肌）发送“扩张”的信号后，血管就会舒张，血液流通变得更顺畅，血压也会更稳定。但血管产生一氧化氮的能力会随着年龄的增长而不断减弱，而且体内的活性氧增多后，也会消耗一部分一氧化氮用来消除活性氧，这就会造成血管变窄，血压升高。

蔬菜汤是一氧化氮的补给源，蔬菜汤里富含的抗氧化物质还能消除活性氧，延长人体内一氧化氮的寿命。如此一来，就可以让血管保持弹性，预防动脉硬化和高血压。

我的朋友路易斯·路伊格纳洛[1]（美国药理学专家）等三人发现了一氧化氮具有扩张血管、降低血压的作用，因此荣获了1998年的诺贝尔生理学或医学奖。博士们的研究成果给心脏

①凭借一氧化氮方面的研究，和罗伯·佛契哥特、费瑞·慕拉德一起获得了诺贝尔生理学或医学奖。——作者注

病等循环系统疾病的治疗带来了巨大贡献。

蔬菜汤是可以预防高血压的优秀餐食

过去，有一些研究者认为，亚硝酸盐是会诱发胃癌的致癌物。现在已经证明导致胃癌的原因是由幽门螺旋杆菌引起的慢性感染。

亚硝酸盐的抗氧化作用和降压作用已经得到证实（2006年，第五次国际一氧化氮学会），从预防癌症和高血压的角度来看，它们都是非常有效的物质。

美国匹兹堡大学医学部的布鲁斯·弗里曼教授对日本饮食非常感兴趣，他于2010年发表了相关的研究报告。报告显示，在吃日本料理的人群中，吃蔬菜的人比不吃蔬菜的人的血液中亚硝酸盐的浓度要高出一倍，血压也明显更低。日本料理味道清淡，而且蔬菜充足，是保持血管年轻、预防高血压效果很好的餐食。我认为蔬菜汤也能保护血管，应该纳入到基本饮食中。

喝蔬菜汤可以轻松摄入大量膳食纤维，改善肠道环境

排便顺畅，抑制血糖值骤升

蔬菜汤最适合用来补充现代人缺少的膳食纤维。

从预防慢性病的角度来看，成年人每天的膳食纤维最佳摄入量是24 g以上。但是据日本厚生劳动省的调查显示，实际上的平均摄入量只有14 g左右，绝大多数日本人的膳食纤维都摄入不足①。

喝蔬菜汤是解决膳食纤维不足的最简单的方法。膳食纤维有可溶性膳食纤维和不可溶性膳食纤维两种，其各自的功能也

---

①20岁以上成年人的中位数。出自《厚生劳动省2018年国民健康和营养调查报告》。——作者注

不一样，而喝蔬菜汤可以同时摄入这两种膳食纤维。

可溶性膳食纤维包括蔬菜和水果中富含的果胶、海带和裙带菜中的脱镁叶绿素、菌菇类里的β-葡聚糖、牛蒡里的菊粉等。

可溶性膳食纤维溶解在水里后会变成黏滑的胶状，延缓肠道内糖类的吸收速度，从而可以抑制血糖快速升高，防止胰岛素分泌过剩。同时，还能阻碍钠和胆固醇的吸收，预防高血压、脂质代谢异常、动脉硬化等多种疾病。

不可溶性膳食纤维多存在于蔬菜、谷类和豆类中，包括木质素、纤维素、半纤维素等。

不可溶性膳食纤维吸水性很强，在肠道内会吸水膨胀，增加大便体积，从而促进肠胃蠕动，帮助顺利排便。此外，不可溶性膳食纤维还能吸附水银等重金属或致癌物等有害物质，在排便时把毒素一起排出体外，可以预防大肠癌。

益生菌增加，免疫力也随之提高

近年来的研究表明，肠道内益生菌占多数，人体免疫力就会增强。可溶性膳食纤维和不可溶性膳食纤维都有助于增加肠道益生菌，增强人体免疫力。

我在实验中验证了可溶性膳食纤维能直接激活可以杀死癌细胞的白细胞。

在实验中，我从小白鼠的血液里分离出了杀灭癌细胞的NK细胞、T细胞、中性粒细胞、巨噬细胞等白细胞，然后往里面直接加入了溶有香菇的可溶性膳食纤维的溶液，可以发现白细胞变得更活跃了。

可溶性膳食纤维能够增加益生菌、直接激活白细胞的双重功效，有助于预防癌症。

由此可见，膳食纤维有着非常重要的作用。现代人的饮食生活发生了很多的变化，不少人的日常饮食中都存在膳食纤维摄入不足的问题，因此更要有意识地去摄取。而蔬菜汤里加入了大量的蔬菜，食用蔬菜汤可以在短时间内让人轻松摄入膳食纤维。

第 7 章

蔬菜汤能抑制加速衰老和引发慢性病的慢性炎症

会慢慢损伤血管、内脏器官，导致动脉硬化、糖尿病和癌症的“慢性炎症”到底是什么

过度的防御反应引发慢性炎症

最近的研究表明，人体内各处的慢性炎症会加速衰老，引发动脉硬化、糖尿病等慢性病以及癌症。慢性炎症的产生和活性氧密切相关，蔬菜汤在控制慢性炎症方面的效果也非常值得期待。下面我先简单说明一下什么是炎症。

炎症分为“急性炎症”和“慢性炎症”两种。急性炎症是指短时间内突发的炎症，包括病毒或细菌感染、损伤、烧伤、摄入毒素等多种原因。

例如，感染了流感病毒，机体为了抵抗疾病而启动了免疫系统，白细胞（血液细胞的一种）释放出活性氧杀灭外来的流感病毒。活性氧可以消灭病毒，但同时也会对周围的细胞组织造成破坏和损伤，因此就会产生炎症。

炎症产生后，机体为了修复受伤的组织会分泌出多种物质，其中一些会扩张血管、增加血流量，甚至还会增加血管的创伤，造成肿胀、疼痛、瘙痒、发热等症状。

流感虽然会造成关节疼痛、发高烧等症状，但过几天疼痛就能消除，体温也会恢复正常。除去体内的病毒之后，机体就不会再产生活性氧，此时，炎症也就消失了。可以说急性炎症是人体的一种防御反应。

而慢性炎症则是会在体内慢慢持续很久的轻型炎症。其产生炎症的原因和急性炎症相同，症状却会持续几个月甚至几年。

慢性炎症长期持续的主要原因是免疫系统遭到进攻后而引发的过度反应。当免疫系统反应过度时，即使体内没有病毒或细菌了，机体还是会不停释放出活性氧，进而使组织细胞受到持续性的伤害，炎症就会变成慢性炎症。而且身体的抗氧化能力减弱，活性氧增加过剩会引发体内氧化加剧，产生炎症。

如果炎症在同一个地方长期持续产生，细胞和基因都会受到损伤，最终导致身体出现重大疾病，例如从慢性肝炎发展成肝功能衰竭、肝癌；从慢性胃炎、胃溃疡发展成胃癌等。

什么是炎症？

急性炎症

急性炎症发病突然，多伴随出现疼痛、肿胀、发热等症状。

急性炎症是身体的防御反应。

病毒或细菌感染、异物入侵、被蜜蜂等虫类叮咬、损伤、烧伤等是引发炎症的原因。

此外，接触到容易引起过敏反应的东西也可能会诱发机体的免疫反应，引起炎症。

慢性炎症

慢性炎症一般指在特定部位长期持续产生的比较轻微的炎症。

发生原因和急性炎症一样。

因为慢性炎症会长期持续，所以身体会持续遭到活性氧的攻击。结果导致DNA损伤、基因突变、各类活性酶失调，在产生活性氧的同时还会生成一氧化氮，两者发生化学反应形成过氧化亚硝酸盐。过氧化亚硝酸盐的氧化能力是最强的，能破坏DNA和蛋白质（酶）。

人们常说“癌症是没有终止的炎症”，长期持续的炎症状态（慢性炎症）是引发肝脏、胃、胆囊、胆管、胰脏等消化系统器官癌症的原因。

高血糖也是引发慢性炎症的原因

高血糖也会引起慢性炎症。当葡萄糖在血液中达到高浓度时，会和血液里以及机体里的蛋白质结合，发生糖化的化学反应。糖化的过程也和活性氧息息相关。

针对糖尿病的检查项目中有一项是检查糖化血红蛋白（HbA1c）。糖化血红蛋白是血液里红细胞中的血红蛋白与血清中的糖类（主要是葡萄糖）相结合，产生的糖化蛋白质。糖化血红蛋白是反应血液糖化的指标。具体来说，如果这个数值比较高，说明构成全身血管的细胞和构成血管的其他蛋白质都受到了糖化反应的损伤。

糖化程度越强，大脑、心脏、肾脏等器官受到损伤而引发炎症的危险性就越大，以及患上脑梗死、阿尔茨海默病、认知障碍、心肌梗死、肾功能衰竭等疾病的风险性就越高。慢性炎症带来的健康损害是不可估量的。

在世界上首次证明了活性氧和炎症的关系

活性氧引发炎症，威胁生命健康。1989年，我在实验中证实了这一点。

在德国细菌学家罗伯特·科赫的定义中，传染病的病原体一定存在于患这种病的动物组织内。

我培养了一只感染了流感病毒的小白鼠，并探明其患病经过。我发现到了病情最严重的阶段，小白鼠快要死掉的时候，其肺部细胞内并没有致病的流感病毒。

没有流感病毒，那小白鼠为什么死了呢？我调查原因后发现，小白鼠的肺里产生了大量的一种叫作“超氧化物”的活性氧，是它引发了肺炎。正如字面意思一样，肺炎就是在肺部出现的炎症。

前面我提到过，当有“外敌”入侵时，机体内的白细胞会释放出活性氧击退外来异物。小白鼠的体内也出现了大量的活性氧，给肺部造成了损伤。

我认为流感病毒只是一个诱因，小白鼠的真正死因是活性氧。为了验证这一猜想，我给小白鼠体内补充了可以消除活性氧的物质，结果感染流感病毒的小白鼠有95%都存活了下来。

我通过实验在全世界首次证实了“感染病毒后杀死宿主的并不是病毒，而是活性氧”。这一研究成果发表在了美国的《科学（*Science*）》杂志上，在世界范围内引起轰动。

在抑制慢性炎症方面，蔬菜汤是强有力的伙伴，因为其中富含抑制炎症的有效成分。下一小节里我将进行详细说明。

蔬菜汤富含抑制慢性炎症的有效成分，可以预防胃炎、牙周病、糖尿病和肝癌等的恶化

蔬菜里能够抑制慢性炎症的有效成分

我来介绍一下蔬菜汤中能够抑制慢性炎症的代表性成分。

◎植化素

蔬菜汤中富含大量的植化素，植化素有消除活性氧、抑制炎症的功效。洋葱、西蓝花、青椒、菠菜等蔬菜中含有丰富的类黄酮，具有抗炎、抗菌、抗病毒的作用，能抑制慢性炎症。

◎谷胱甘肽

谷胱甘肽能消除毒性最强的脂质自由基，预防癌症和炎症。谷胱甘肽的抗氧化能力很强大，常被用在药剂中治疗慢性肝炎、白内障、口角炎、皮肤炎、溃疡、动脉硬化等疾病。

谷胱甘肽能溶于水，把蔬菜煮过后能更好地吸收谷胱甘肽。从蔬菜汤中获取的谷胱甘肽被肠道吸收后，跟随流动的血液被带向全身，可以起到抗氧化和抗炎的作用。

谷胱甘肽多存在于芹菜、菠菜等黄绿色蔬菜中，青椒、西蓝花的茎、花椰菜、土豆中也含有谷胱甘肽。

◎膳食纤维

蔬菜汤中富含可抑制葡萄糖吸收的可溶性膳食纤维和不可溶性膳食纤维（如半纤维素、果胶等）。摄取膳食纤维，抑制葡萄糖的吸收，有利于预防炎症。

摄取蔬菜能减缓肝癌恶化的进度

喝蔬菜汤可以发挥蔬菜其中抗氧化成分和抗炎症成分的功效，抑制慢性炎症的发展，预防因慢性炎症而导致的疾病。

我来介绍一下证实蔬菜功效的一项研究[①]。该研究是在中国台湾地区开展的一项针对B型肝炎（乙肝）病毒的发展经

①论文出处：1995年《癌症研究》。——作者注

过，进行了为期8~10年的追踪调查。

在肝炎病毒的发展过程中，每周平均摄取蔬菜6次以上的人，比摄取数量少于他们的人，肝癌的发生率降低了约20%。这一研究结果对肝炎患者来说是一个巨大的喜讯。

患有胃炎、中耳炎、鼻炎、牙周病、哮喘、关节风湿病等慢性炎症的人，坚持每天喝蔬菜汤非常有助于恢复以及维持健康。即便是没有患这些疾病的人，机体内某处也会或多或少出现炎症，因此也非常推荐食用蔬菜汤。

摄取蔬菜汤是国家性课题

在上一节内容中我提到过，高血糖是造成慢性炎症的原因之一。日本现在的糖尿病患者和存在患糖尿病风险的人有近2 000万。糖尿病恶化会导致严重的病症，如脑梗死、阿尔茨海默病、认知障碍、心肌梗死、肾功能衰竭等。患者本人和家庭的负担自不必说，因这些疾病导致的国家医疗费的大幅增加是更加严峻的问题。

从这个观点出发，摄入富含多种有效抗氧化和抗炎成分的蔬菜汤，可以说是国家性的课题。

关于蔬菜汤的常见问题Q&A

高压锅

Q 可以用高压锅做蔬菜汤吗？植化素会不会产生变化呢？

A 许多化合物在高温下会被分解，但也需要一段时间。用高压锅煮蔬菜汤时间较短，植化素的变化很小，几乎可以忽略，而且使用高压锅还能节省时间。

焯蔬菜时的汤汁

Q 焯蔬菜的时候煮出来的汤汁，以前都是直接倒掉，是不是留下比较好呢？

A 确实会有一些抗氧化物质、植化素会溶解在煮出来的汤汁里。如果不介意的话，建议利用这些汤汁。如果觉得味道不好，也可以倒掉。

关于汤底

Q 我喜欢蔬菜汤，也喜欢鸡汤和小鱼干熬的汤汁。可以把这些汤汁加入蔬菜汤中吗？效果会不会打折扣呢？

A 完全可以用鸡汤或小鱼干熬的汤汁等其他汤底做蔬菜汤。不仅更加美味，营养价值也会升级。请用各种各样的汤汁尝试一下吧！

鸡骨汤和鱼骨汤中含有骨胶原蛋白和许多提鲜的成分，能让人增加食欲。对美容和健康有益的明胶是胶原蛋白加热之后水解得到的产物。

蔬菜汤包

Q 我能吃下不调味的清水煮菜，但孩子和丈夫不调味就不吃。我用蔬菜汤包来做可以吗？

A 习惯了重口味的大人和正在发育期的孩子如果只吃清水煮菜，总会觉得吃不下。为了吃起来更美味，用市售的调料包适当调味也可以。

食材添加

Q 蔬菜汤里如果不光放蔬菜，效果会减弱吗？如果放入肉类的话，效果是不是会变差？

A 往蔬菜汤里加入肉类或牛奶等多样食材，营养的平衡性更好。尤其是容易营养不足的病人和老年人，特别推荐喝添加富含蛋白质食材的蔬菜汤。这种汤就会变成帮助虚弱的身体获得活力的“食疗汤”。鸡骨和鱼骨中富含的骨胶原蛋白对皮肤和血管非常重要。

Q 可以放鸡翅吗？

A 鸡肉中富含支链氨基酸，它是肌肉能量的来源，对保持肌肉起到了重要的作用。非常建议做蔬菜汤时往里面加入鸡翅。鸡翅还含有对皮肤有益的骨胶原蛋白。

Q 蔬菜汤中是不是不能放肉丸子、贝类和虾等食材？

A 请放入多种多样的食材，好好享受美味。料理方式不同，蔬菜汤也可以作为主菜。我家的蔬菜汤是打成汁后在吃早餐的时候饮用，没有作为正餐的一道菜，而是和咖啡、果汁一样当成饮品。因为每天都要喝蔬菜汤，如果做起来不够简单就很难坚持，所以我选用的蔬菜种类虽然很多，但一般都做成了只放蔬菜的简单蔬菜汤。

维生素C

Q 蔬菜，特别是叶类菜，都很不耐热，做成蔬菜汤之后维生素C会不会被破坏呢？

A 加热后蔬菜中的维生素C就会被破坏这个观点是错的，这是实验室环境中的情况。维生素C单质溶于水，加热后的确很快就会被破坏。但蔬菜中的维生素C、维生素E和植化素等其他抗氧化物质共同存在，所以一大半都会被保留下来。维生素C会溶解进蔬菜汤里。

保存

Q 如果蔬菜汤有剩余，就放进冰箱冷藏室吃上2~3天。这样里面的营养成分不会有什么变化吗？

A 我家为了防止蔬菜汤中断，每次都会统一制作几天的量，然后存放起来。其中的有效成分随着时间的推移多少会有些变化，但在冰箱里保存2~3天是没问题的。随着时间的变化的确会发生氧化现象，即使是在冷冻环境下也会氧化，如果要冷冻起来长期保存的话，最好用小勺（掏耳勺大小）取1~2小勺的维生素C加进去，防止发生氧化反应。

植化素和加热

Q 蔬菜汤可以存放起来加热后再吃，那重新加热的时候里面的有效成分会不会减少呢？

A 植化素很耐热，所以重新加热基本不会被破坏掉。但是随着时间的推移会发生氧化反应，长期保存的话，最好用小勺（掏耳勺大小）取1~2小勺的维生素C加进去，防止发生氧化。

农药残留

Q 我知道多吃蔬菜非常重要，但我又很担心蔬菜上有农药残留。该怎么办？

A 因为每天都要吃蔬菜，所以最好选择无农药或有机蔬菜。我家一般都在附近的超市或车站的商店里买蔬菜。只是用清水洗干净，没有做什么特殊处理。如果你特别介意农药残留问题，可以选择无农药栽培的蔬菜。

铁元素

Q 前田浩先生曾提过“避免铁摄入过量”。但我却经常听到铁元素不足而引起的健康问题，请问这是怎么回事呢？

A 实验证明，身体里过剩的铁元素会和过氧化脂质发生化学反应，产生能引发癌症的“脂质自由基”。女性在生理期的时候会流失一部分铁元素，所以大部分人都需要补铁。但绝经后的女性和成年男性的体内很容易存积铁，所以不需要担心铁不足。相反，从预防癌症的角度看，富含铁的肝脏、红肉和鱼肉中带血的部分，这些都需要控制摄入。

钾的数值偏高

Q 血液中钾含量较高，可以喝蔬菜汤吗？会不会对肾脏产生负担？

A 患肾脏病等需要限制摄入钾的患者，蔬菜汤的摄取量要谨遵医嘱。每个患者的病症和年龄都不同，情况也各有差别，喝蔬菜汤好不好不能一概而论。但不吃一些东西会有营养不足的风险，保险起见，请咨询一下您的主治医师。

制作蔬菜汤的锅具

Q 市面上有一种器具，把生蔬菜直接放进去就能做蔬菜汤，然后把汤加热就能喝。可以用这样的器具做蔬菜汤吗？

A 蔬菜汤最重要的是坚持食用。如果用这种烹饪工具更容易坚持的话，就可以用。

冷冻蔬菜

Q 蔬菜在煮之前先冷冻，是不是蔬菜的细胞壁更容易被破坏？这类冷冻蔬菜市场上也有卖。

A 理论上确实是这样，用沸水把冷冻蔬菜加热也非常简单，而且价格方面冷冻蔬菜也更经济实惠。不过切开的冷冻蔬菜在冷冻环境中很容易氧化，需要注意一下。

水沸腾之前把火关掉

Q 制作蔬菜汤的时候，我会在水快烧开的时候把火关小，是不是不能让水煮沸？

A 在快沸腾之前把火调小，是为了防止煮沸的汤从锅里溢出来。沸腾之后用小火煮就可以。

胃痛

Q 我把蔬菜汤打成浓汤后会变得很稠，口感非常好，一天能喝三次，每次都是大口大口地喝下去，但这样我的胃就会很痛。换回以前那种大块蔬菜的蔬菜汤后，我的胃又不痛了。该怎么办?

A 打成蔬菜浓汤后，蔬菜就会变得细腻顺滑，是一种有助于消化、对胃负担小的烹饪方法。如果做成这样胃还会痛，那是不是当天身体状况不太好呢?

看到你有提到自己是“大口大口喝”，是不是喝得太快了? 而当你换回大块蔬菜汤时反而会细嚼慢咽，所以胃不会痛呢?

其实，这两种蔬菜汤的功效都是一样的，不必强求自己必须喝哪一种，按照自己喜欢并舒服的方式喝就可以。

后记

2017年秋天我将研究蔬菜汤的成果在日本集结出版，自那以来，有不少读者给我寄信表达他们的真切感想，对此我感到非常高兴，也想和大家衷心地说声“谢谢”。

让我感到很意外的是，在来信中还有这样的声音：

“很惊讶作者作为一名抗癌药专家，会推荐我们喝蔬菜汤来预防癌症。”

“抗癌药的开发者，为什么这么热衷于给大家科普防癌知识呢？这让我感到很意外。”

来信中还有一位牙医，给我写了这样一段话：

“开发抗癌药的专家宣传有助于预防癌症的东西，居然是蔬菜汤，让我非常意外！太想不到了，这到底是怎么回事呢？于是我带着浓厚的兴趣读了这本书。”

对于大家来信中的“为什么”“意外”，在这里我想回答一下。

我通过写书和演讲来呼吁大家预防癌症，是因为我越从事研究，就越能深切感受到癌症治疗的棘手之处。因此，要把预防放到第一位。

把日积月累研究得到的成果回馈给社会，帮助大家预防癌症，这是科学家的责任和义务。所以我在开发抗癌药的同时，也想宣传呼吁预防癌症的重要性。

日本社会把专注在某一细分的专业领域视为一种美德。这样确实可以培养一个人的忍耐力和专业度。

但从另一方面看，过于专注也可能会使视野变窄。只对自己从事的领域感兴趣，容易陷入“只见树木不见森林”的窘境。

日本的大学生从一开始就朝着成为医生这个目标而进入了医学院。在美国，则有很多学生先学了四年机械工程、美术或者哲学，然后才去了医学部。科学家涉足多个研究领域的“跨学科（multidisciplinary）”正在逐渐成为主流。这样可以通过在其他领域积累经验，培养广阔的视野，获得新的灵感。

有一个特别好的例子就是发明听诊器的法国医生何内·雷奈克。他还是一名长笛演奏家，在音乐方面造诣颇深，能分辨出声音的差异。通过这个能力，他发明出了能准确听取心脏声音的听诊器（有各种不同的版本）。

幸运的是，我在许多领域都积累了经验。

我在日本东北大学的农学院粮食化学专业学习了食品的成分功能，后来又去美国留学研究蛋白质化学，研究生毕业后我又开始研究微生物学。

我在医学院的20年间，除了研究传染病，还和临床团队一起使用血管造影[①]进行诊断，此外，每周我还会研究往动脉里注射我发明的smancs药剂进行肝癌治疗。这些经验对我后来研究、开发抗癌药起到了很大的帮助。

往动脉里注射显影剂后，药剂在人体内是如何移动的，通过X射线的透视可以看得一清二楚。

透视开始的一两分钟，可以看到药剂从血管进入到了癌细胞的里面，但三分钟之后药剂就随着血液流走，从癌细胞组织里面消失了，这证明药剂没有对癌细胞产生效果。

从事药物研究等开发药剂的人能看到试验管里的药效，却看不到临床上人体内部的药剂移动，因此无法知道药剂不产生效果的原因。即使可以诊断出“癌细胞在这里”，但因为药剂不能停留在病灶处，所以就无法彻底消灭癌细胞。

①往血管里放入很细的导管，通过这根导管把显影剂注入血管里，同时使用X射线设备进行拍摄，是一种可以看出血管形状和血液流动的检查。——作者注

我通过血管造影观察到药剂的移动后，就在考虑如何才能让药剂停留在癌细胞里面，然后我有了一个试想，就是把药剂的分子变大。然后我发现了一个重要的现象，并根据药剂分子的移动把它命名为“EPR效应”。这个效应直接关系到我开发出的全世界第一个高分子型抗癌药“smancs”，这种抗癌药既不会对患者的身体造成伤害，又能发挥药效。

在微生物学的研究中，我发现了感染流感病毒的小白鼠的真正死因是活性氧。

如今，回顾我这么多年的研究生涯，我认为正是因为自己深耕了各种各样的学术领域，和许多领域的人交换了意见和想法，才能产生新的思路，并找到把这些思路转化成现实的方法。

虽然我们看不到万病之源——活性氧，但我调查研究了蔬菜的抗氧化物质，发现蔬菜汤能抓住并消灭活性氧。喝蔬菜汤能增强机体的抗氧化能力，有助于预防癌症、衰老以及各种慢性病。

蔬菜汤是击退看不见的活性氧的有效方法。能把这本有关蔬菜汤的书呈现给各位读者，是我作为笔者的至高荣幸。

参考文献

・『活性酸素と野菜の力』前田浩著 金澤文子執筆協力 幸書房
《活性氧和蔬菜的力量》前田浩著 金泽文子执笔合作 日本幸书房出版

・『がん治療革命「副作用のない抗がん剤」の誕生』　奥野修司著 文藝春秋
《癌症治疗革命“没有副作用的抗癌药”的诞生》奥野修司著 日本文艺春秋出版

・『青木八郎記念予防医学広報助成事業団　疫学・予防情報　第10巻』　三重大学医学部附属病院疫学センター
《青木八郎纪念预防医学宣传协助事业团 传染学、预防信息 第10卷》三重大学医学部附属医院传染学中心

・『Newton』　2017年10月号　ニュートンプレス
《Newton》2017年10月 Newtonpress

・『老後と介護を劇的に変える食事術』　川口美喜子著　晶文社
《改变晚年与看护生活的饮食术》川口美喜子著 日本晶文社出版

・ Alexander S. Sun, etc. Phase I/II study of stage III and IV non- small cell lung cancer patients taking a specific dietary supplement. Nutrition and Cancer 34(1), 62-69 (1999)

・ Alexander S. Sun, etc. Pilot study of a specific dietary supplement in tumor-bearing mice and in stage IIIB and IV non-small cell lung cancer patients. Nutrition and Cancer 39, 85-95 (2001)

图书在版编目（CIP）数据

惊人的蔬菜汤 / (日) 前田浩 , (日) 古泽靖子著 ; 陈昕璐译 . -- 天津 : 天津科学技术出版社 , 2022.4(2024.1 重印)
ISBN 978-7-5576-9952-9
Ⅰ . ①惊… Ⅱ . ①前… ②古… ③陈… Ⅲ . ①癌－食物疗法－汤菜－菜谱 Ⅳ . ① R730.59 ② TS972.161
中国版本图书馆 CIP 数据核字 (2022) 第 044230 号

惊人的蔬菜汤
JINGREN DE SHUCAI TANG
责任编辑：张建锋
责任印制：兰　毅
出　　版：天津出版传媒集团
　　　　　天津科学技术出版社
地　　址：天津市西康路35号
邮　　编：300051
电　　话：(022)23332400（编辑部）　23332393（发行科）
网　　址：www.tjkjcbs.com.cn
发　　行：新华书店经销
印　　刷：天津联城印刷有限公司

开本 710×1 000　1/16　印张 10.5　字数 88 000
2024年1月第1版第4次印刷
定价：58.00元

快读·慢活®

《免疫力》

改善肠道环境，增强免疫力，打造抗癌体质！

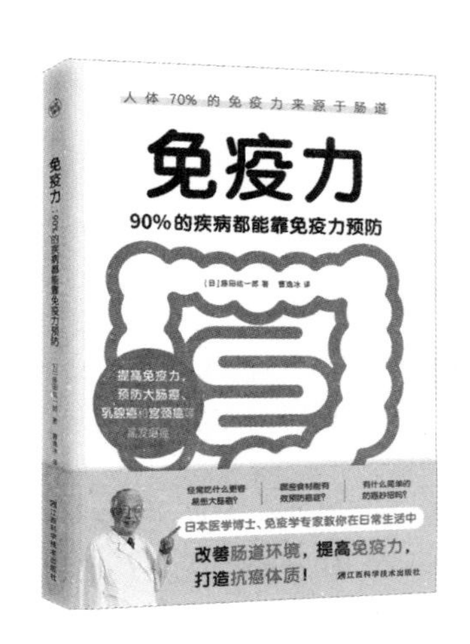

要想打造能够击退癌细胞的抗癌体质，关键在于增强免疫力。那该如何增强免疫力呢？

日本医学博士、免疫学专家藤田纮一郎首次公开增强免疫力的秘诀。书中以 Q&A 的形式，分析解答了肠道微生物、肠道菌群、肠道环境与人体免疫力之间的关系，并介绍了防癌食材、保健小菜等 18 大饮食方法，笑口常开、细嚼慢咽等 16 大生活习惯，全面讲解了增强免疫力的方法。这些知识简单易懂，方法易操作，让你在日常生活中就能轻松实践，帮你快速增强免疫力，预防大肠癌、乳腺癌和宫颈癌等高发癌症！

癌症并不是老年人的专利，随着癌症发病的年轻化，每个人都应该引起重视。预防癌症，从增强免疫力开始！